TECAR THERAPY

실전 테카테라피

근육부위별 이완과 스트레칭을 중심으로 한 테카테라피 임상매뉴얼

제2권
하지
Lower Extremity

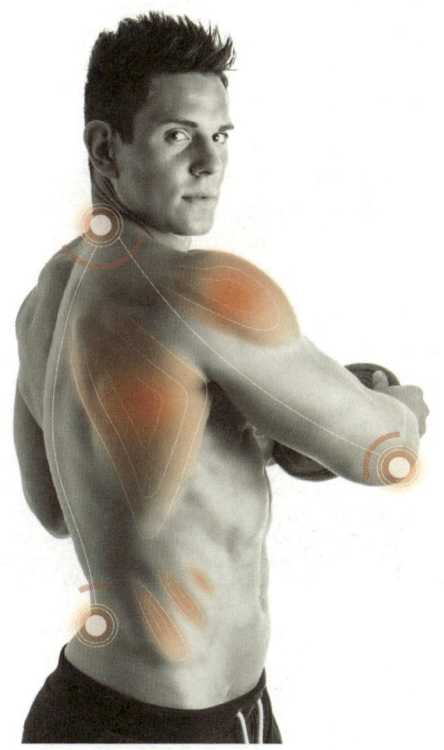

다빈치엑스티 | 다빈치아카데미

차례

감수의 글   4
서문   6

제 2 권 하지

제1장 주요 이론 정리   9

1. 테카테라피 TECAR Therapy란?   10
2. CET와 RET   11
3. 테카테라피의 세가지 주요 작용   14
4. 리턴플레이트의 위치와 환자의 자세   17
5. 일렉트로드 사용법 및 주의사항   19
6. 적응증 및 금기사항   21
7. FAQ, 자주 묻는 질문   23

제2장 테카테라피 적용 심화   29

1. 인텐서티의 메커니즘   30
2. 인텐서티 스위칭   33
3. 옴Ω, 옴Ω 그리고 옴Ω   38
4. CET와 RET, 음과 양의 조화   45

제3장 실전 테카테라피 : 하지 주요 근육   59

1. 장요근, 엉덩허리근 Iliopsoas   60
2. 대둔근, 큰볼기근 Gluteus maximus   62

3. 소둔근, 작은둔부근 Gluteus minimus	64
4. 이상근, 궁둥구멍근 Piriformis	66
5. 대퇴직근, 넙다리곧은근 Rectus femoris	68
6. 내측광근, 안쪽넓은근 Vastus medialis	70
7. 외측광근, 가쪽넓은근 Vastus lateralis	72
8. 중간광근, 중간넓은근 Vastus intermedius	74
9. 반막상근, 반막모양근 Semimembranosus	76
10. 반건상근, 반힘줄모양근 Semitendinosus	78
11. 대퇴이두근, 넙다리두갈래근 Biceps femoris	80
12. 대퇴근막장근, 넙다리근막긴장근 Tensor fasciae latae muscle	82
13. 슬와근, 오금근 Popliteus muscle	84
14. 비복근, 장딴지근 Gastrocnemius	86
15. 가자미근, 넙치근 Soleus	88
16. 전경골근, 앞정강근 Tibialis anterior	90
17. 장비골근, 긴종아리근 Peroneus longus	92
18. 후경골근, 뒤정강근 Tibialis posterior	94
19. 무지외전근, 엄지벌림근 Abductor hallucis	96

제4장 실전 테카테라피 : 하지 주요 질환별 적용   101

1. 가성 좌골신경통 Pseudo-Sciatica	102
2. 만성 구획증후군 (하지 부종) Chronic Compartment Syndrome	105
3. 장경인대 마찰 증후군 Iliotibial band Friction Syndrome	108
4. 슬개대퇴 통증 증후군 Patellofemoral Pain Syndrome	111
5. 거위발건염 Pes Anserinus Bursitis	114
6. (장)단비골근 증후군 Peroneus (Longus &) Brevis Syndrome	116
7. 무릎 인공관절 수술 후 관리 After Total Knee Replacement	119

감수의 글

　재활의학과 전문의로서 환자들의 선, 후천적 장애로 인한 근골격계 통증과 기능부전을 해결할 수 있는 최적의 치료 솔루션을 찾는 것은 늘 간직하고 있는 화두와도 같은 일입니다. 의료인들에게 도수치료와 근골격계 초음파를 교육하면서 느낀 점은 아무리 뛰어난 치료 장비를 갖추고 있어도 이를 잘 활용할 수 있게 해주는 소프트웨어, 즉 교육과 컨텐츠가 없으면 하드웨어가 가지고 있는 잠재력을 100% 구현해 낼 수 없다는 것입니다.

　'테카테라피' 라는 고주파전류를 이용하는 치료 컨셉을 처음 추천받았을 때에는 기존 치료와의 차이점이나 활용도 등에 대한 의구심이 있었으나, 해외 논문 자료와 관련 교육 프로그램 및 컨텐츠 등을 검토해본 결과 상당한 근거가 확립되어 있으며 기본 원리에 충실한 치료 컨셉이라는 판단을 내릴 수 있었습니다. 이후 병원에 '테카테라피'를 치료 솔루션으로 도입하여 기존 근골격계 통증 환자들을 대상으로 적용해 본 결과, 환자들은 물론 적용하는 치료사들에게서도 좋은 피드백을 얻을 수 있었습니다. 일반적인 물리치료 장비나 치료 테크닉으로 해결하기에는 시간과 노력이 많이 드는 근육의 만성적인 경직과 관절의 구축에 탁월한 효과를 보인다는 점이 긍정적인 평가의 이유였습니다.

　이에 단순한 컨셉 및 장비의 도입에 멈추지 않기로 판단하고 프랑스 본사 공인 교육팀을 병원에 초청하여 전 직원 연수를 실시하였으며, 전문적인 '테카테라피' 치료 및 연구시설인 '윈백치료 클리닉'과 '윈백치료 연구소'를 설립하여 더욱 차별화된 치료 솔루션 구축에 매진할 수 있는 환경을 조성하였습니다. 이러한 노력 덕분인지 프랑스 본사로부터 윈백 시그니쳐 클리닉으로 인증 받았고 이갑인 과장님이 윈백 프랙티스 인스트럭터가 되는 경사를 맞이할 수 있었습니다. 성인 재활치료뿐만 아니라 소아 재활치료분야의 최고 전문가인 이갑인 과장님의 제안과 도움으로 개설한 '소아재활 클리닉'에서 '테카테라피'를 적용해보니, 아이들의 근육 경직 및 구축을 효과적으로 해결해주어 일상생활에 필요한 기능의 회복 및 개선에 큰 효과를 볼 수 있었기에 성인에서 소아에 이르기까지 치료 대상과 적응증을 넓혀 왔습니다.

기존에 출판되었던, '실전 테카테라피 (상지 편)'에 이어 이번에 '하지 편'이 출판된다고 하여 내심 기대하고 있었는데, 그 원고의 최종 감수까지 맡게 되어 큰 영광이 아닐 수 없습니다. 이 책은 '상지 편'에서와 마찬가지로 임상에서 중요한 하지의 주요 근육들을 엄선하여 선별하고, 각 근육의 문제들을 해결할 수 있는 기본적인 접근법을 명쾌하게 제시하고 있습니다. 또한, 하지의 주요 질환에 대한 적용법은 '상지 편'에서 소개되었던 것보다 더욱 심화되고 참신한 활용법들을 소개하고 있다고 생각합니다.

'상지 편'에서 '테카테라피'에 대한 전반적인 지식과 이해를 위주로 설명했다면, 이번 '하지 편'에서는 한 단계 더 높은 수준의 내용을 소개하고 있습니다. '테카테라피'를 일정기간 임상에 적용하다 보면 가질 수 있는 의문점들을 미리 짚어서 설명하고 있어, 중급 이상의 '테카테라피' 실력을 가진 치료사에게 큰 도움이 될 것입니다. 언제나 그렇듯 시작 단계에서는 '어떻게' 라는 방법에 몰두하지만 그 단계가 높아짐에 따라 어느 순간 '왜' 라는 본질에 대해 집중하는 시기가 오게 됩니다. '왜' 라는 '테카테라피'의 본질에 대해 생각하게 해주는 이번 책이 출간됨을 무척이나 기쁘게 생각합니다.

하나의 목표를 향해 나아가는 데에는 한가지 길 만 있는 것이 아닙니다. 쉬운 길이 있으면 어려운 길이 있고, 흥미로운 길이 있으면 지루한 길도 있습니다. 환자를 치료하는 방법에도 다양한 방법과 시도가 있을 수 있습니다. 무엇보다 길고 지난할 수 있는 재활치료의 여정에서 환자와 그 가족, 나아가 의료진들이 함께 행복할 수 있는 길이 있다면, 저는 망설임 없이 그 길을 택할 것입니다. '테카테라피'는 제가 선택한 길 가운데 하나입니다. 모쪼록 조금 더 많은 의료인들이 '테카테라피' 라는 길에 관심을 가지고 함께 걷게 되었으면 하고 바래봅니다. 감사합니다.

아산바른재활의학과 원장
김 형 준

서문

This therapeutic guide written by the Davinch Academy and validated by the Winback Academy is an essential book to have in your manual therapy library. Any Winback user will be able to refer to it in order to understand the working logic of the Winback Academy.

In this book, you will find the essentials to treat trigger points efficiently with the Winback energy. The didactic mode muscle by muscle will allow you to quickly find a treatment solution. The anatomy reminders, the presentation of the trigger point and its painful projections and the detailed protocols are all information that will help therapists whatever their level of training.

It is with great pleasure and honor that I, as president of the Winback Academy, validate this book.

I hope you enjoy reading it.

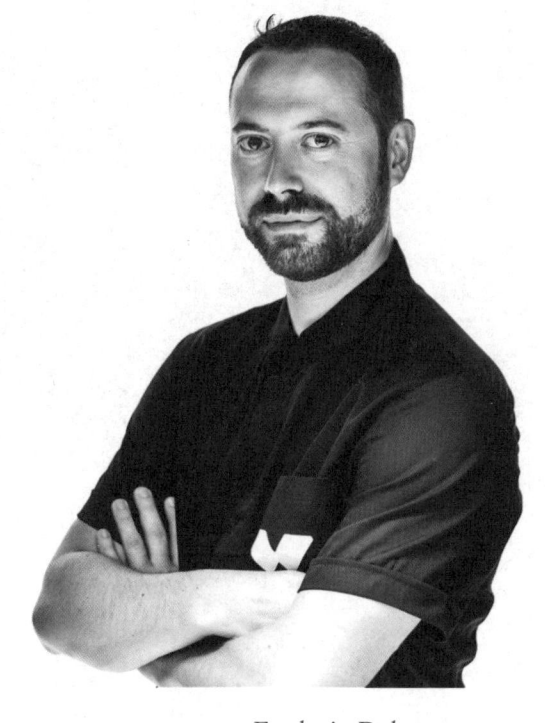

Frederic Delacour

President of the WINBACK ACADEMY

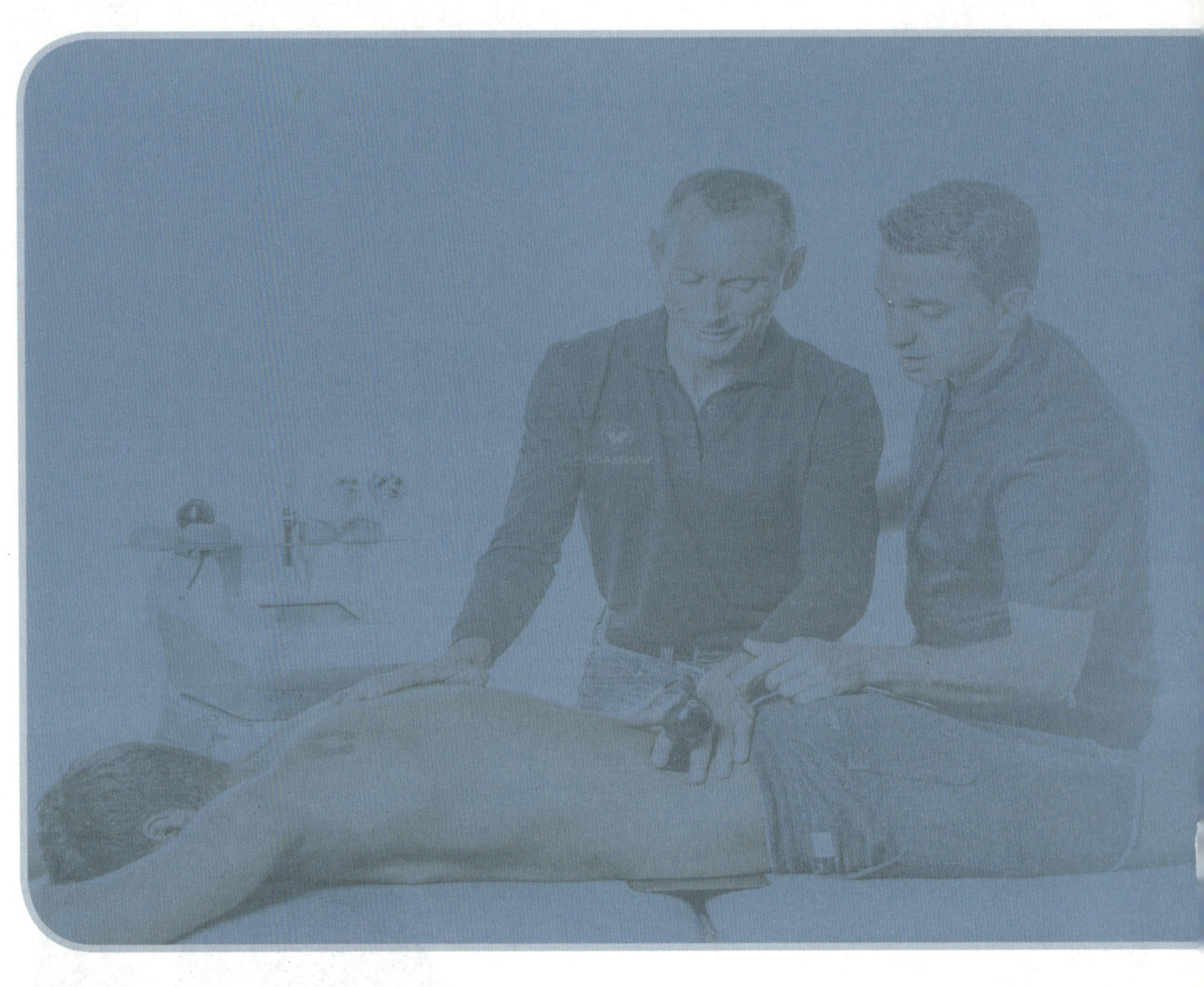

제1장

주요 이론 정리

제 1 장에서는 '상지' 편 초반부에서 설명한 주요 이론 부분을 간추려서 정리해 보겠습니다. 테카테라피를 이해함에 있어서 반드시 숙지하고 있어야 할 내용들이므로, 꼭 한번 살펴보시기 바랍니다. 이번 장에서 설명되지 않은 테카에너지의 원리, 주파수, 기본 프로토콜 등에 관한 내용은 제 1 권 '상지' 편을 참조 바랍니다.

1 테카테라피 TECAR Therapy란?

테카테라피 TECAR Therapy란 'Transfer Energy (Electrical) using Capacitive and Resistive' 즉, '용량성 통전 방식' Capacitive 과 '저항성 통전방식' Resistive을 이용해 환부에 전기에너지를 전달하고 이를 이용해 치료 효과를 얻는 치료 콘셉트를 뜻합니다.

TECAR = Transfer + Energy (Electrical) + Capacitive And Resistive

TECAR의 E에 해당하는 Energy (Electrical)는 전하의 흐름을 뜻하는 전류를 말합니다. 더 구체적으로는 무선 라디오에 사용되는 대역의 주파수를 가진 전류를 의미하고, 다른 용어로 RF, Radio Frequency라고도 합니다. 우리가 잘 알고 있는 용어로 설명하면 '고주파전류'입니다. 쉽게 말하면 테카테라피는 고주파전류를 이용한 치료입니다. 고주파전류라는 단어 때문에 테카테라피를 고주파 치료와 같은 것이라고 생각할 수 있습니다만, 그것은 성급한 판단입니다. 테카테라피는 분명히 고주파전류를 이용한다는 의미에서 고주파 치료에 속하지만, 모든 고주파 치료가 다 테카테라피는 아니기 때문입니다.

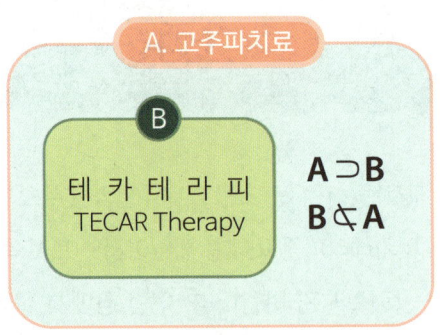

그림 1-1 고주파 치료와 테카테라피

2 CET와 RET

테카테라피의 TECAR에서 CAR에 해당하는 용량성 통전 방식 CET, Capacitive Electric Transfer 와 저항성 통전 방식 RET, Resistive Electric Transfer에 대해 이해하는 것이 테카테라피 TECAR Therapy를 제대로 사용할 수 있는 첫 단계라고 할 수 있습니다.

1) CET, Capacitive Electric Transfer 용량성 통전 방식 : CET, 용량성 통전 방식은 넓은 리턴 플레이트와 절연 코팅 된 일렉트로드를 이용하여 테카에너지를 전달하는 방식입니다. 넓은 리턴 플레이트는 신체의 넓은 부위에 안정적으로 밀착시키고, 치료하고자 하는 부위에 절연코팅 된 일렉트로드를 접촉합니다. 절연코팅 된 도자가 닿아 있는 바로 밑 신체 부위에서는 활발한 전자의 움직임이 만들어집니다. 도자는 절연 코팅 되어있지만, 전류의 방향은 양극, 음극의 변화에 따라 계속 바뀌면서 도자 밑에 있는 신체 내부의 전자들은 도자 방향으로 '끌려갔다 밀려나는' 움직임을 지속하는 것입니다. 그 과정에서 전자와 다른 입자 간의 충돌과 마찰이 일어나면서 '생체열'이 발생합니다. 결과적으로 CET를 이용할 경우 열이 집중적으로 발생하는 부위는 도자 바로 밑 피부, 진피층, 근막 및 얕은 근육층과 같이 수분을 많이 포함하고 있으며 신체의 외부를 감싸고 있는 조직, 바로 연부 조직(Soft Tissue) 입니다.

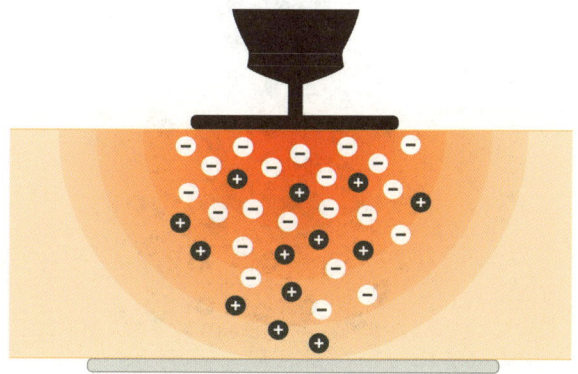

그림 1-2 CET, Capacitive Electric Transfer 용량성 통전 방식

2) RET, Resistive Electric Transfer 저항성 통전 방식 : RET, 저항성 통전 방식은 CET와 다르게 절연 코팅이 되어있지 않은 일렉트로드를 사용합니다. 신체에 리턴 플레이트와 일렉트로드를 접촉시키면 신체를 매개로 전류가 직접 흐르는 방식입니다. 이 경우, 일렉트로드와 리턴 플레이트 사이의 전류 방향이 바뀌면 (극이 바뀌면) 신체 내부의 전자는 양쪽 방향으로 끌려갔다 밀려나는 방식으로 왕복 운동을 반복하게 됩니다. 그 과정에서 전자와 다른 입자들끼리의 충돌과 마찰이 일어나면서 '생체열'이 발생합니다. 일렉트로드를 중심으로 생체열이 발생하는 CET와 달리 전자들이 일렉트로드와 리턴 플레이트 사이를 왕복하는 RET에서는 일렉트로드와 리턴 플레이트의 중간 정도되는 부위에서 생체열이 발생합니다. (실제로 주파수가 매우 높기 때문에 전자가 양극 사이를 왕복한다기보다는 양극의 중앙부에서 진동한다는 것이 더 적합한 표현일 수 있습니다) 즉, 신체의 내부에서부터 집중적으로 생체열이 발생한다는 것입니다. 신체의 내부에는 '심부 근육' Deep Muscle 과 함께 뼈, 힘줄 및 인대를 비롯한 수분함량이 적고 단단한 조직, 바로 '경부 조직' Hard Tissue이 있습니다. 결과적으로 RET는 '경부조직' Hard Tissue에 주로 작용하게 되고, '경부 조직' Hard Tissue의 치료에는 RET를 사용하는 것이 효과적입니다. 또한, RET는 일렉트로드와 리턴 플레이트의 크기가 열이 발생하는 위치에 영향을 줍니다. 일렉트로드와 리턴 플레이트의 크기가 같으면 둘 사이의 정중앙 부위에서부터 열이 발생하기 시작합니

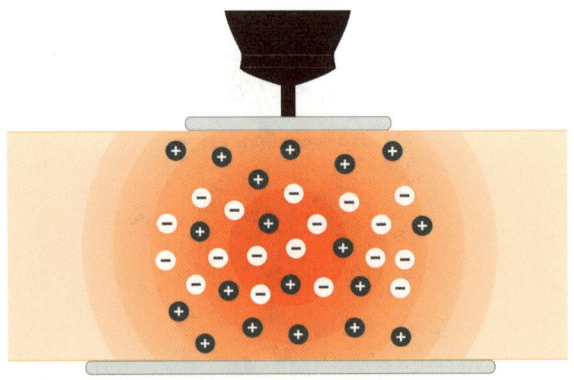

그림 1-3 RET, Resistive Electric Transfer 저항성 통전 방식

다. 반면, 리턴 플레이트가 크고, 일렉트로드가 작다면, 면적이 좁은 쪽인 일렉트로드와 가까운 부위에서부터 열이 발생합니다. RET 방식이라도 매우 좁거나 작은 일렉트로드를 사용한다면 CET와 비슷하게 일렉트로드가 접촉된, 피부 및 진피층에 효과를 집중시킬 수 있습니다. 하지만 그렇게 해서 조직에 열이 발생하는 깊이가 CET와 비슷해지더라도, 엄연히 그 작용 방식과 환자가 느끼는 '열감'에 있어 RET와 차이가 있음을 명심해야 합니다.

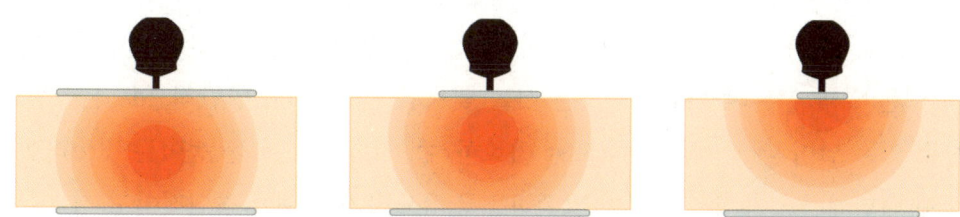

그림 1-4 RET 일렉트로드 크기에 따른 발열위치 비교

CET와 RET의 발열 부위와 함께 간과하면 안 될 것은 생체열이 발생하여 퍼지는 방향입니다. CET의 경우 일렉트로드 바로 밑의 천층부에서 생체열이 발생하여, 점차적으로 신체 내부 방향으로 퍼져 나간다면, RET는 일렉트로드와 리턴 플레이트 중간, 신체의 내부에서부터 생체열이 발생하여 일렉트로드와 리턴 플레이트가 접촉된 신체 바깥쪽 방향으로 퍼져나갑니다.

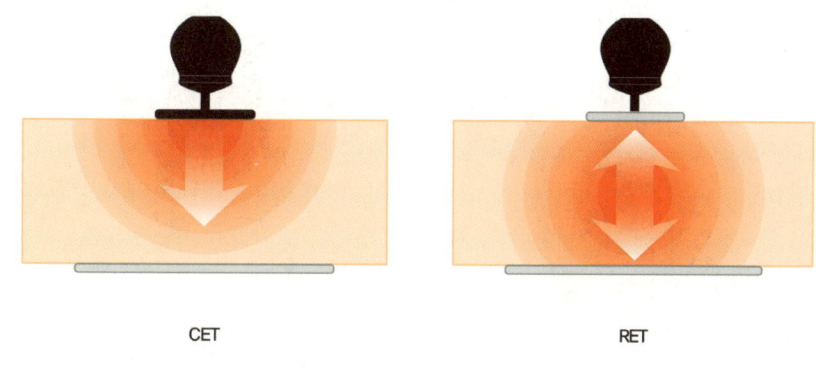

그림 1-5 CET와 RET의 생체열 방향

3 테카테라피의 세 가지 주요 작용

1) 열효과, 심부투열 Diathermy

　테카테라피를 통해 얻을 수 있는 대표적인 효과는 바로 '열효과'입니다. 전자의 움직임과 주변 입자와의 충돌에 의해 발생하는 '심부열'은, 흐르는 전자의 양이 많고, 흐르는 경로의 단면적이 좁을수록 그 온도가 높아집니다. 이러한 심부열은 일반적인 온열찜질기를 통해 얻을 수 있는 열과 근본적으로 다르다는 것을 잊으면 안 됩니다. 일반적으로 온열찜질기에서 얻을 수 있는 열이 '간접적'인 방식으로 치료하려는 조직의 온도를 높이는 것이라면, 심부열은 신체 내부에서 자체적으로 열이 발생하도록 유도하기 때문에 직접적이고 더 효과적인 방식입니다. 치료적으로 심부열은 효용가치가 높습니다. 무엇보다 경직된 근육이나 근막, 힘줄, 인대 등 근골격계 조직의 이완 및 신장력 증가에 효과적입니다. 이외에도 심부열은 혈액 및 림프순환 촉진, 노폐물의 배출 등 다양한 신체 대사작용을 도와주어 부종의 제거 등에 이용됩니다.

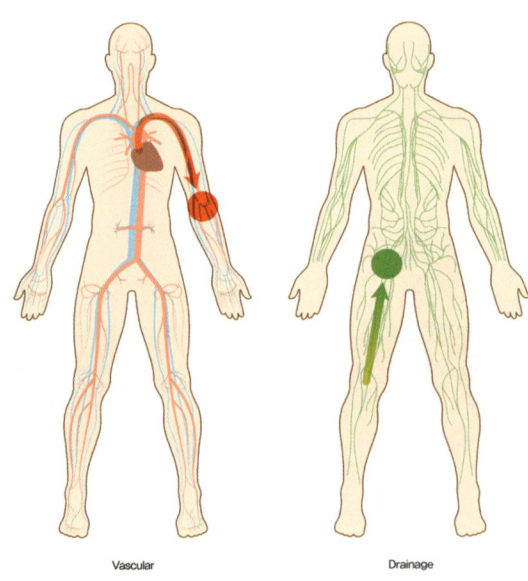

그림 1-6 심부열로 인한 순환, 배출 촉진

2) 조직의 치유, 재생 효과 Tissue Healing

처음 테카테라피라는 용어를 사용한 이탈리아의 치료사들은 100KHz 이상의 고주파 전류는 세포막을 투과하여 진행할 수 있다는 '다르송발'의 발견을 무심코 지나치지 않았습니다. 세포막은 세포의 안과 밖을 구분하며, 여러가지 이온과 기체 등의 물질교환 통로 역할을 합니다. 100KHz 이하의 전류가 세포를 비껴가며 진행하는 것과 달리, 100KHz 이상의 전류는 세포막을 투과하여 진행할 수 있다는 것은 세포 차원에서 큰 의미를 갖습니다. 치료적 의미에서 근골격계 조직의 재생은 세포의 분열이 활발히 일어날수록 촉진됩니다. 여러 가지 요인이 있겠지만 세포의 분열은 세포의 물질대사와 세포막을 통한 물질 교환이 원활히 일어날 때 가능합니다. 세포막을 통한 물질 교환은 주로 ATP (아데노신 삼인산)를 가수분해할 때 나오는 에너지를 이용한 능동수송을 통해 이루어지는데, 테카테라피를 통해 이러한 능동수송을 가속화 시킬 수 있습니다. 세포막을 관통해 지나는 에너지는 빠른 전기적 진동 (양극과 음극의 변화에 따른 전진, 후진 운동의 반복)을 가진 이온의 흐름을 만들어 내고 이는 세포 차원에서 세포막을 통한 물질 교환을 촉진합니다.

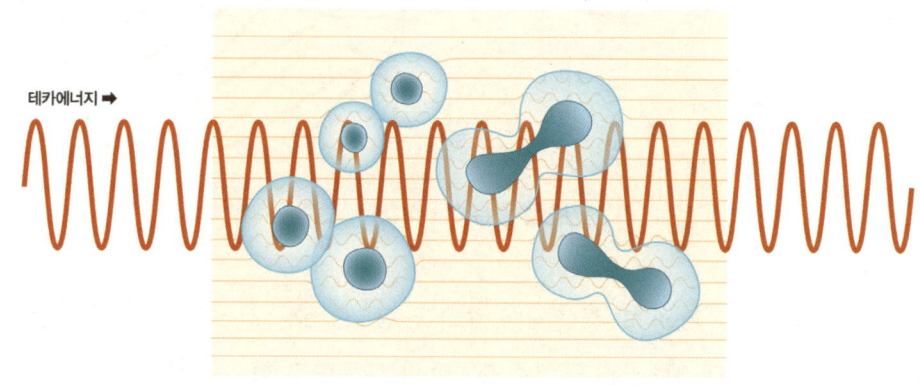

그림 1-7 테카에너지에 의한 세포 분열

3) 통증 완화 효과 Analgesic Effect

특정 원인에 의해 발생한 통증은 감각신경 축삭 말단의 통증 수용체를 통해 감지됩니다.

감지된 통증은 전기적 신호로 변환된 뒤, 감각 신경을 거쳐 중추신경계로 전달됩니다. 이러한 통증 전달 과정은 전기적 신호의 연쇄반응 과정인데, 전기적 신호의 전달 경로에 외부적 전기 신호가 지속적으로 작용한다면 간섭이 생겨, 통증의 전달 과정에 문제가 발생합니다. 이러한 원리로 통증 부위에 행해지는 테카테라피를 통해 즉시적인 진통 효과를 얻을 수 있습니다. 간접적이기는 하나 테카테라피를 통해 얻어지는 따뜻한 열감과 환부 위에 행해지는 부드러운 러빙을 통해 '통증 역치'를 상승시킴으로서 통증을 완화시킬 수도 있습니다. 그 외 '엔도르핀', '세로토닌' 등의 분비를 촉진시켜 통증을 억제한다는 '중추억제설'도 거론할 수 있습니다. 엔도르핀은 비교적 긴 시간 동안, 긴장과 통증을 완화시키는 데 도움을 줍니다.

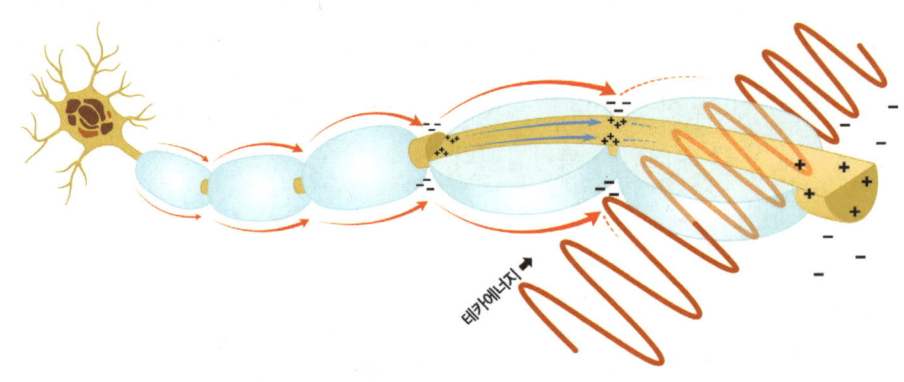

그림 1-8 신경전달 경로에 노이즈로 작용하는 테카에너지

앞에서 설명한, 재생 효과 및 통증제어 효과는 열 효과와 대비하여 '비열 효과' Athermy라고 부르기도 합니다. 테카테라피가 고주파치료와 다르다고 할 수 있는 중요한 차이점 가운데 하나는 열효과 외에도 비열 효과의 중요성을 간과하지 않고 적극 활용한다는 점입니다.

4 리턴 플레이트의 위치와 환자의 자세

　테카테라피를 적용하기 위해서는 리턴 플레이트라는 넓은 전극판을 환자의 몸에 반드시 밀착시켜야 합니다. 리턴 플레이트의 위치에 따라 환자의 자세와 치료 부위에 제한이 가해지기 때문에, 환자의 어느 부위에 리턴 플레이트를 위치시키고 어떤 자세를 취하게 할 것인지 고민하는 것이 중요합니다.

　일반적으로 리턴 플레이트는 일렉트로드의 맞은편에 위치하는 것이 좋습니다. 환자의 허리 부위를 치료한다면 리턴 플레이트를 복부 쪽에 위치시키고 엎드리게 한 다음 일렉트로드를 허리 부위에 접촉합니다. 반대로 복부 부위를 치료한다면 리턴 플레이트는 등 쪽에 위치 시키고, 환자를 눕게 합니다. 물론 리턴 플레이트와 일렉트로드를 같은 평면 상에 위치시킬 수도 있지만, 기본 원칙은 리턴 플레이트와 일렉트로드가 대면할 수 있게 위치시키는 것입니다.

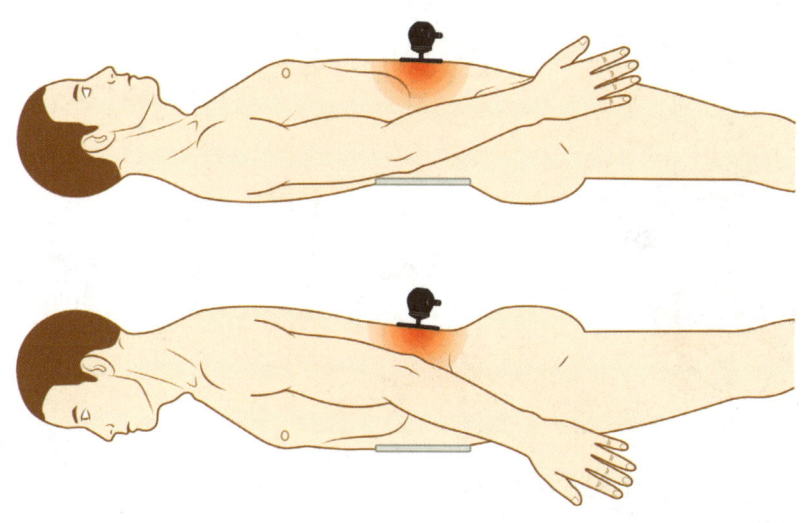

그림 1-9 리턴 플레이트와 일렉트로드 기본 위치

또한, 리턴 플레이트는 신체에 넓게 안정적으로 밀착되어야 합니다. 치료 도중에 접촉이 떨어져서도 안됩니다. 그런 이유로 환자의 배나 등이 리턴 플레이트를 밀착시키는 위치로 선호되지만 치료하려는 부위나 환자의 상태에 따라 그 위치는 변경되어야 합니다. 테카테라피의 적용에 있어 리턴플레이트와 일렉트로드 사이의 거리도 중요하기 때문입니다. 리턴 플레이트와 일렉트로드 사이의 거리가 너무 멀면, 환자가 열감을 느끼기까지 시간이 더 걸리므로 특별한 치료적 이유 때문이 아니라면 리턴 플레이트와 일렉트로드 사이의 거리는 적당히 가까워야 합니다. 반대로 리턴 플레이트와 일렉트로드 사이의 거리가 너무 가까우면 급격히 열이 발생할 수 있으므로 조심해야 합니다.

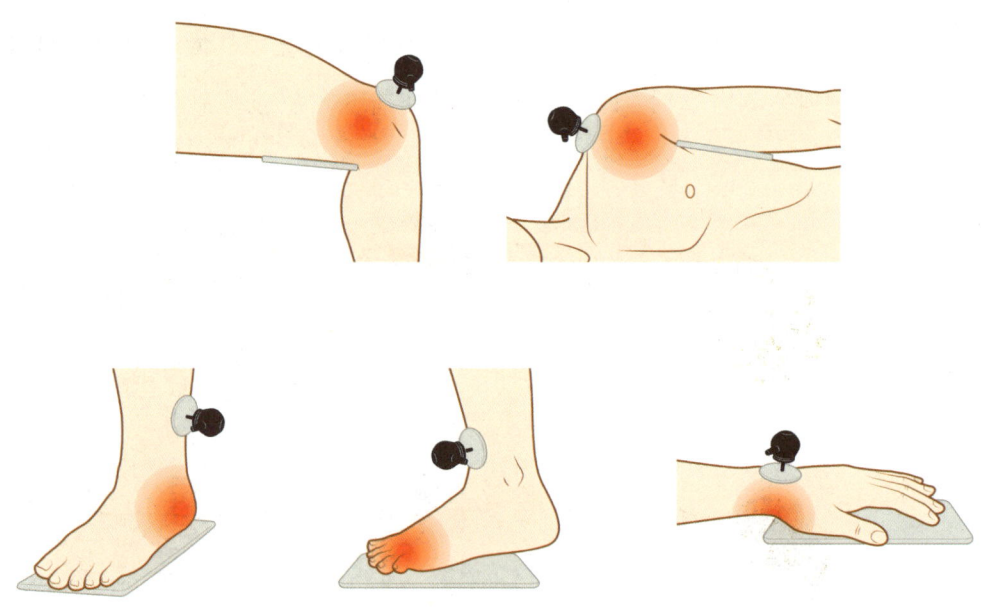

그림 1-10 어깨, 무릎, 발목, 손목 치료 시 리턴 플레이트의 위치

5 일렉트로드 사용법 및 주의사항

인텐서티를 선택했으면 적당량의 컨덕티브 크림을 일렉트로드에 도포한 후, 환부에 일렉트로드를 접촉시키면서 치료를 시작합니다. 컨덕티브 크림은 기기 마다의 특성을 반영한 전용 크림을 사용하는 것이 좋지만, 그렇지 않을 경우라도, 사용 중 크림이 물처럼 녹아 흐르는 종류의 크림은 절대 사용하면 안됩니다. 일렉트로드를 환부에 접촉시킬 때에는 일렉트로드의 모든 면이 환부에 완벽히 밀착될 수 있도록 수평으로 접촉시켜 줍니다. 치료 중, 만일 일렉트로드가 환부에 사선으로 기울어져 닿거나 떨어지게 되면, 접촉 면적이 좁아지면서 갑자기 온도가 올라갈 수 있습니다. 일렉트로드를 사용할 때는 항상 완전히 밀착시킨 채 움직이고, 치료를 멈출 때는 환부에서 일렉트로드를 완전히 떼는 것이 기본입니다. 일렉트로드를 밀착시키기 위해 과도한 힘을 사용할 필요는 없습니다. 밀착된 일렉트로드가 환부에서 떨어지지 않을 정도의 힘으로 가볍게 손잡이를 쥔 채 최대한 편안하게 치료를 하는 것이 좋습니다.

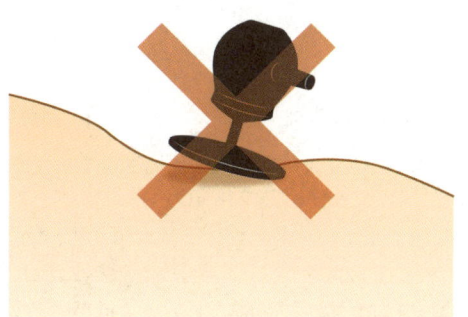 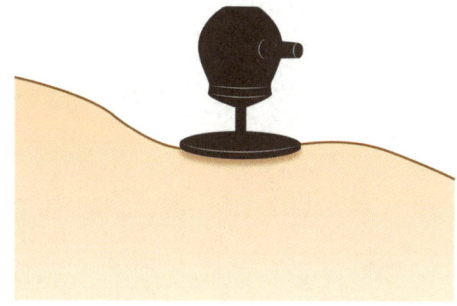

그림 1-11 올바른 일렉트로드 접촉법

일렉트로드를 신체에 접촉시킨 채, 문지르는 것을 '러빙' Rubbing이라고 합니다. 러빙의 방식은 작은 원을 그리면서 일렉트로드 지름의 반 정도 거리 만큼씩 천천히 이동하는 것을 기본으로 합니다. 원을 그리는 속도는 1초에 한 바퀴 정도가 적당하고, 절대 멈추어 있으면 안 됩니다. 이러한 러빙 방식은 3~4단계 정도의 뜨거운 열감을 주로 이용하는 에스테틱에서 많이 사용하는 방식으로서, 참고하는 것은 좋지만, 그러한 방식에 얽매여 치료의 포인트를 놓칠 필요는 없습니다. 근골격계 치료를 위한 테카테라피에서는 주로 근육의 결을 따라 기시와 정지 사이를 왕복하듯이 일렉트로드를 움직입니다. 물론 트리거 포인트를 이완시키는 것처럼 특별한 경우에는 원을 그리는 방식으로 움직이는 것도 좋습니다.

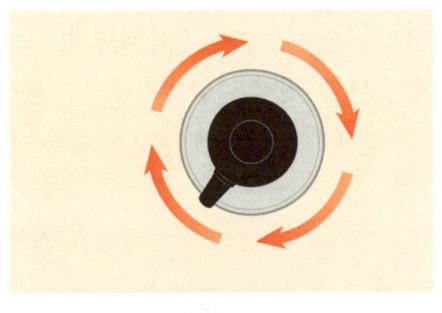
원형러빙

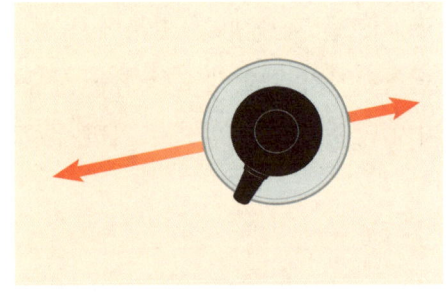
직선러빙

그림 1-12 기본적인 '러빙' Rubbing 방식

6 적응증 및 금기사항

테카테라피는 다양한 신체 부위 및 질환의 급성 및 만성 증상, 수술 후 회복 촉진부터 재활까지 다양한 단계의 근골격계 질환에 적용 가능합니다.

대표적인 적응증은 아래와 같습니다.

- Traumatology : 외상 (구축, 근육손상, 인대손상, 염좌, 활액막염, 활액낭염)
- Rheumatology : 류머티스, 관절통, 퇴행성 관절질환, 관절염
- Pain : 목, 허리, 팔, 다리, 어깨 등 사지, 관절의 통증
- Phlebology : 림프절 배출, 순환문제
- Sport Rehabilitation : 경기 전 컨디셔닝 및 경기 후 빠른 회복

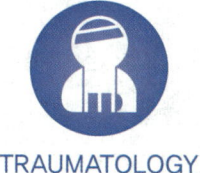
TRAUMATOLOGY

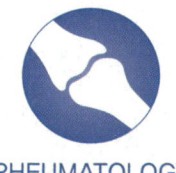
RHEUMATOLOGY

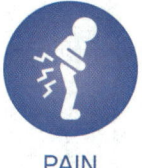
PAIN

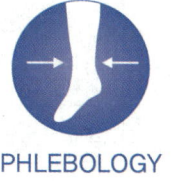
PHLEBOLOGY

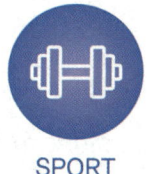
SPORT

그림 1-13 테카테라피 적응증

반면 테카테라피 적용 시 주의해야 할 사항들은 다음과 같습니다. 일반적인 전기치료의 금기사항들과 유사한 내용이므로 숙지해 둘 필요가 있습니다.

- 코팅이 벗겨지거나, 흠집이 생긴 CET 도자는 절대 사용해서는 안 됩니다.
- 임신 중인 여성 환자에게는 사용할 수 없습니다.
- 지혈 기전의 이상 및 '출혈성소인'을 가진 환자 (혈우병인 환자)에게는 사용할 수 없습니다.
- 열감 및 뜨거움에 무감각한 환자의 경우, 사용 시 주의해야 합니다.
- 치료 중인 고혈압 환자에게 사용 시 주의를 요합니다.
- 저혈압 환자에게 높은 온도의 치료는 주의를 요합니다.
- 화상 및 화상 후의 치료에 사용할 수 없습니다.
- 혈전 정맥염 환자에게는 사용할 수 없습니다.
- 원인의 파악이나 진단이 내려지지 않은 통증에 대한 사용은 피합니다.
- 치료하고자 하는 부위에 암 병변 등이 있는 경우 사용하지 않습니다.
- 심각한 전염병 보균자로 추정되는 환자에게는 사용하지 않습니다.
- 일반적으로 열이나 발열을 억제해야 하는 병으로 판단되는 경우, 사용하지 않습니다.
- 어린아이의 경우, 성장이 끝날 때까지 성장판이나 그 주변에 사용하는 것을 금합니다.
- 눈이나 두뇌, 고환, 난소, 종양, 결핵 등을 치료하기 위해서 사용하는 것을 금합니다.
- 출혈, 연조직의 화농성 고름, 뼈나 관절의 급성염증 등에 사용하는 것을 금합니다.
- 음주 한 환자에게 사용할 수 없습니다.
- 심박조율기 Pace Maker, 인슐린펌프 Insulin Pump, 신경자극기 Neurostimulation device 등을 체내에 이식한 환자에게는 사용할 수 없습니다. 특히, 신경자극기 Neurostimulation device를 체내에 이식하고 있는 환자에게 절대 테카테라피를 적용해서는 안됩니다. 테카테라피를 적용할 때 발생한 열에너지가 이식된 '신경자극기'의 오작동을 유도하여, 환자에게 심각한 부상, 손상 및 사망을 초래할 수 있습니다. 이는 이식된 '신경자극기'가 꺼져 있는 경우에도 마찬가지이므로, 특별한 주의를 요합니다.

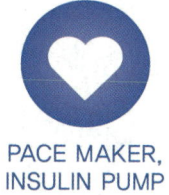
PACE MAKER, INSULIN PUMP

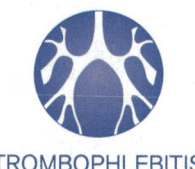
TROMBOPHLEBITIS

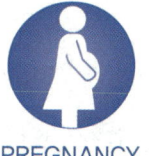
PREGNANCY

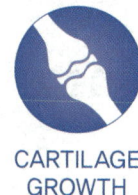
CARTILAGE GROWTH

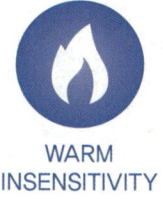
WARM INSENSITIVITY

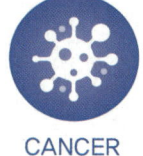
CANCER

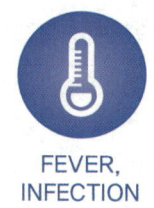
FEVER, INFECTION

그림 1-14 테카테라피 금기증

7 FAQ

테카테라피 적용 시 많이 질문하는 내용들과 답변들을 정리했습니다. 실제 임상 현장에서 도움이 되는 유익한 내용들이므로 지나치지 말고 꼭 한번 읽어 보는 것이 좋습니다.

■ **Q1.** 치료시간은 보통 어느 정도 인가요?

A1. 일반적으로 한 세션 당 10~20분의 시간이 권장됩니다. 환자의 상태에 따라 더 긴 시간 동안 치료하는 것도 가능합니다. 하지만 이 경우에도 20분 이상 같은 부위를 지속적으로 치료하는 것보다는 한 세션이 끝난 후, 환자가 따뜻한 생수를 한잔 마시면서 쉴 수 있는 시간을 주는 것이 좋습니다. 첫 번째 세션의 시간만큼 휴식을 취한 후, 두 번째 세션을 진행하면 더욱 효과적입니다.

Q2. 인공관절이나 보철을 체내에 삽입한 환자에게도 사용이 가능한가요?

A2. 테카에너지는 원칙적으로 생체조직에만 영향을 줍니다. 신체 내부에 삽입된 인공관절이나 보철 등엔 영향을 주지 않으므로 사용이 가능합니다. 이미 신체 내부에서 조직과 완전히 결합되어 있으므로, 스파크나 화상의 위험도 없습니다. 다만 환자에 따라 시술 부위에 미세한 간지러움을 호소하는 경우가 있으니, 참고하는 것이 좋습니다.

Q3. 환자에게 처음 테카테라피 적용 시, 치료 후 통증을 더 호소하거나, 통증이 나타났다 사라지는 증상이 반복되는 경우가 있습니다. 정상적인 현상인가요?

A3. 처음부터 너무 높은 온도로 치료한 경우, 이러한 증상이 생기기도 합니다. 하지만 곧 저절로 사라지는 증상이므로 걱정할 필요 없습니다. 이러한 경우, 인텐서티를 낮추어서 열감이 없거나 매우 낮은 상태 (비열 단계, Athermy)로 2~3회 정도 치료를 한 후, 환자의 신체가 심부열 치료에 익숙해지면 원하는 온도로 치료할 수 있습니다. 또한 치료 시 인텐서티 60% 이상의 열감은 오히려 통증 조절 효과를 반감시킬 수 있다는 점도 염두에 둬야 합니다. 또한, RET 적용 시 인텐서티가 너무 높아 신체 내부에 화상이 발생한 경우, 하루 이틀 뒤 환부가 저리거나 시리는 등의 느낌이 들 수 있습니다. 이러한 느낌은 3~4일 정도 지나면 자연스럽게 사라지지만 RET 적용 시 항상 주의해야 하는 부분입니다.

Q4. 치료 후에 환자의 몸에 울긋불긋한 발진 같은 것이 생겼습니다. 부작용인가요?

A4. 간혹 컨덕티브 크림 알레르기가 발생하는 환자들이 있습니다. 환자의 피부가 민감한 경우 발생할 수 있는 증상으로 걱정할 필요가 없습니다. 다만, 크림을 바꾸어도 동일한 증상이 반복되어 환자가 불편함을 호소할 경우, 대체할 만한 다른 치료법을 생각해 보는 것이 좋습니다.

Q5. 치료 중 손에서 경미한 SPARK를 느낄 때가 있습니다. 이유가 뭔가요?

A5. RET 사용 시 환자의 신체에 흐르는 전류 중 극히 일부는 다른 곳으로 전달될 수 있습니다. 이때 치료사가 환자의 신체와 접촉하는 지점이 좁거나 불완전하면, 그 소량의 전류가 해당 지점으로 집중됩니다. 이러한 전류의 집중이 불편한 느낌을 만들어 냅니다. 해결 방법은 간단합니다. 환자의 몸에 손을 닿을 때에는 완전한 접촉 Full Contact, 뗄 때에는 완전한 분리 Complete Separation를 하는 것입니다.

Q6. 크기가 작은 CET 일렉트로드에서 열감이 잘 느껴지지 않습니다.

A6. 지극히 정상입니다. CET는 작용 기전상 일렉트로드의 면적이 넓을수록 생체열이 잘 발생합니다. 작은 크기의 CET를 사용하는 경우, 일반적인 경우보다 인텐서티를 약간 올려주면 원하는 정도의 열감을 얻을 수 있습니다. 같은 이유로 인텐서티가 너무 낮을경우 전류가 약해져 경우에 따라 일렉트로드의 인식이 잘 안될 수도 있다는 점을 알아둘 필요가 있습니다. 반대로 RET의 경우에는 일렉트로드의 면적이 좁아질 경우, 면적이 넓은 RET 일렉트로드에 비해 상대적으로 열감이 피부층으로 집중되며 뜨거움을 느낄 수 있으니 인텐서티 조절에 신경 쓸 필요가 있습니다.

Q7. 치료 시 환자가 착용한 목걸이나 귀걸이, 팔찌 같은 액세서리는 위험하지 않나요?

A7. 치료 중 러빙하는 일렉트로드 근처에 목걸이나, 귀걸이처럼 신체에 헐겁게 걸려 있는 금속 액세서리가 있을 경우 전류가 갑자기 액세서리로 집중되어 온도가 급격히 올라갈 수 있습니다. 이는 화상의 위험이 있으므로 테카테라피 시행 시, 원칙적으로 헐거운 금속 액세서리는 빼야 합니다.

■ **Q8.** 목 (경추부) 치료 시, 약간의 어지러움을 호소하는 환자도 있습니다. 괜찮은가요?

A8. 저혈압이 있는 사람의 경우에 이러한 증상이 나타날 수 있습니다. 반드시 사전에 이러한 증상이 있을 수 있음을 주지시켜 주는 것이 좋습니다. 유럽에서는 이런 경우, 치료 10분 전에 환자가 커피 한 잔을 마실 수 있도록 권한다고 하니 참고할 수 있습니다.

■ **Q9.** 신경계 환자에게 적용하는 것도 괜찮은가요?

A9. 신경계 환자는 일반 환자보다 인텐서티를 10~20% 약하게 사용합니다. 적용 시간도 30% 정도 줄여서 사용합니다. 또한 한 세션에서 CET, RET를 다 적용하려 하기보다는 처음 세션에서는 CET, 다음 세션에서는 RET 등과 같이 나누어서 적용합니다.

■ **Q10.** 하지 정맥류 환자에게는 어떻게 적용하나요?

A10. 내측이나 후측에 발생한 하지 정맥류의 경우 낮은 인텐서티를 선택하고, 로우 펄스 기능과 함께 사용합니다. 직접 해당 부위를 부드럽게 터치하며 적용할 수 있습니다. 하지만 외측에 발생한 하지 정맥류는 낮은 인텐서티와 로우 펄스를 사용하여 해당 부위의 주변을 러빙하는 방식으로 적용합니다. 외측 하지 정맥류의 경우 절대 해당 부위 위로 지나가게 러빙을 하지 않습니다.

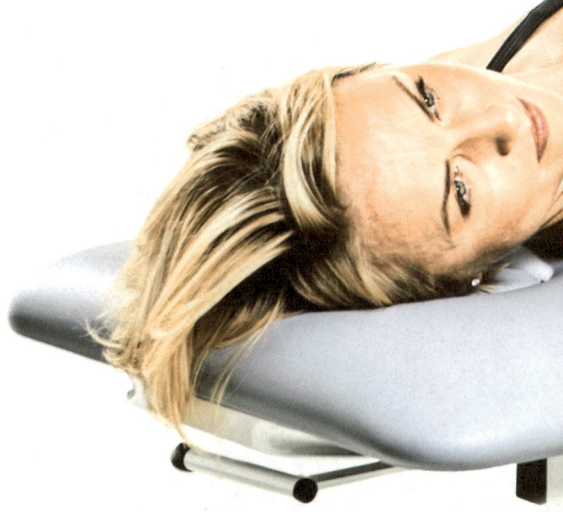

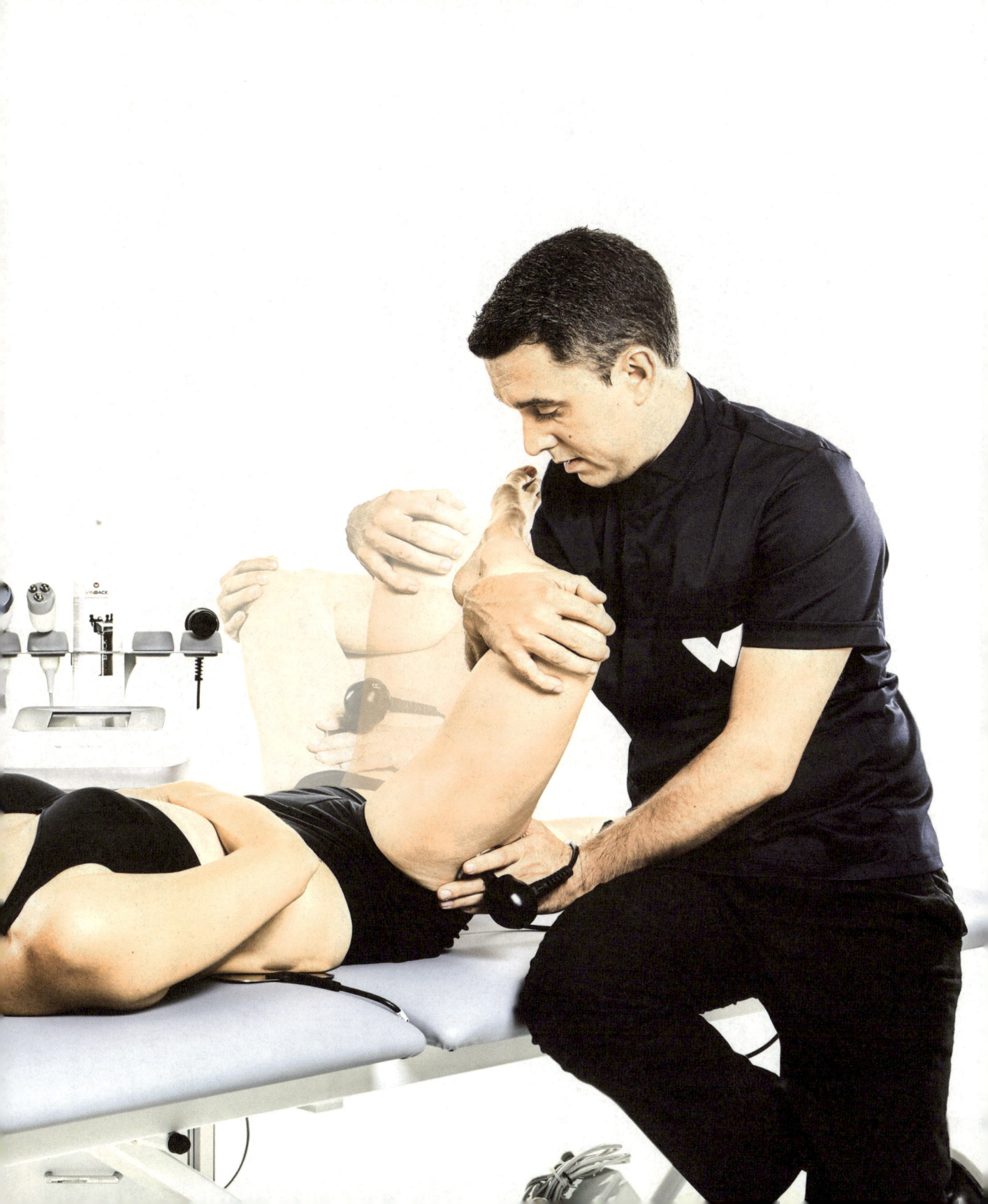

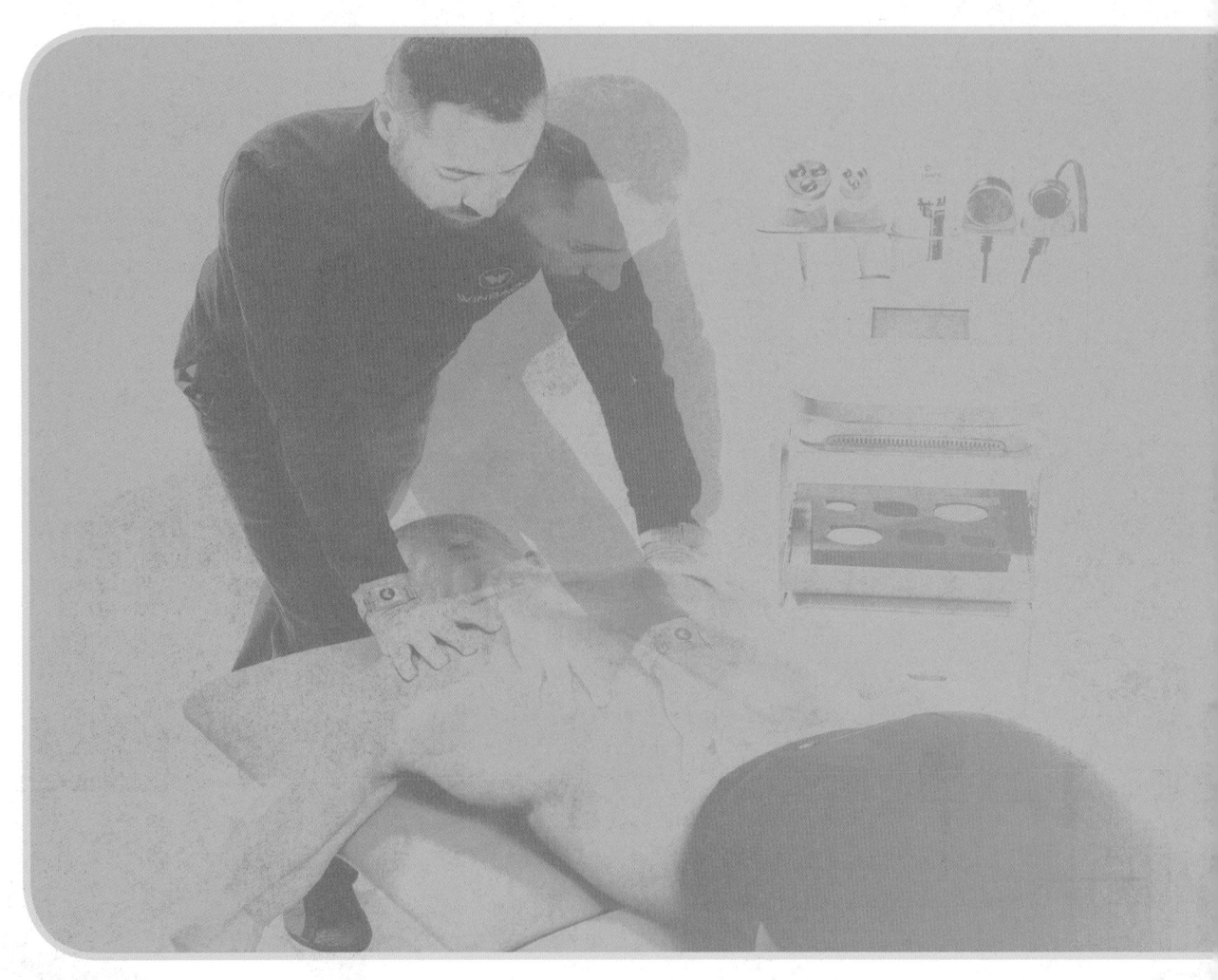

제2장

테카테라피 적용 심화

제 2 장 테카테라피 적용 심화에서는 테카테라피 적용 실력을 한 단계 더 업그레이드하기 위해 심도 있게 생각해 보고 넘어가야 할 주제들을 다룹니다. 물론 오랜 기간 동안 테카테라피를 적용하다 보면 자연스럽게 의문을 가지게 되고, 치료사 스스로 해답을 찾으면서 체화하게 되는 내용일 수도 있습니다. 하지만, 이러한 내용들을 사전에 이해하고 숙지해 둔다면 시행착오로 인한 시간 낭비를 줄일 수 있고, 임상에서 환자들의 치료 만족도를 높이는 데에도 많은 도움이 될 것입니다. 아울러 이 책의 전편인 제 1 권 '상지'에서 설명한 테카테라피 핵심 이론에 대한 이해가 충분하지 않으신 분들은 다시 한번 제 1 권 또는 앞에 정리된 주요 이론 부분을 정독하시는 것이 좋습니다.

1 인텐서티의 메커니즘

테카테라피에서 장비의 인텐서티를 조절하면 그 단계에 따라 전류가 더 많이 흐르거나 적게 흐르게 됩니다.

$$V(전압) = I(전류) \times R(저항) \quad \rightarrow \quad I(전류) = V(전압) / R(저항)$$

위의 공식에서 볼 수 있는 것과 같이 전류는 전압(전위차)에 비례하고, 저항에 반비례합니다. 전류를 많이 흐르게 하려면, 저항이 낮아지거나, 전압이 올라가야 합니다. 결론적으로 말하면 인텐서티를 조절하면 먼저 전압이 바뀌게 되고, 그에 따라 전류의 양을 늘리거나 줄일 수 있게 되는 것입니다. 이를 그림으로 설명하면 아래와 같습니다.

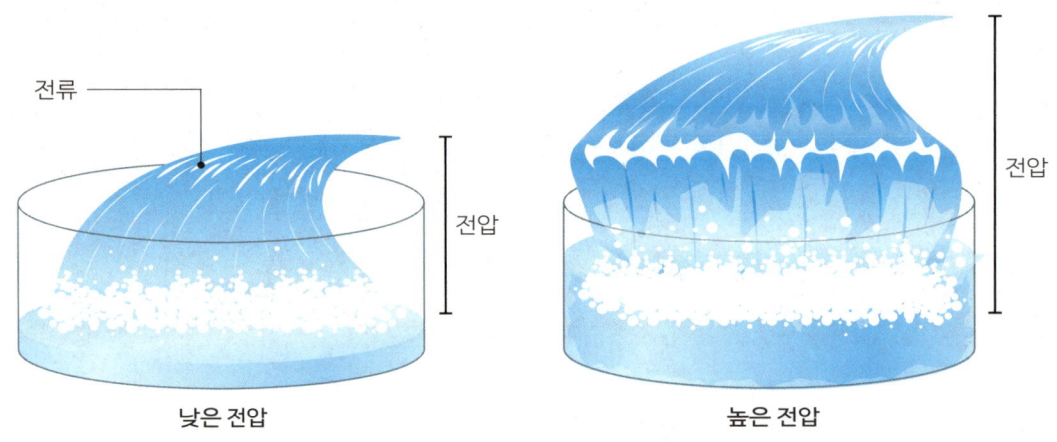

그림 2-1 전압에 따른 전류의 변화

또한, 전압이 일정하다고 가정할 때, 저항이 높을수록 전류의 양은 줄어듭니다.

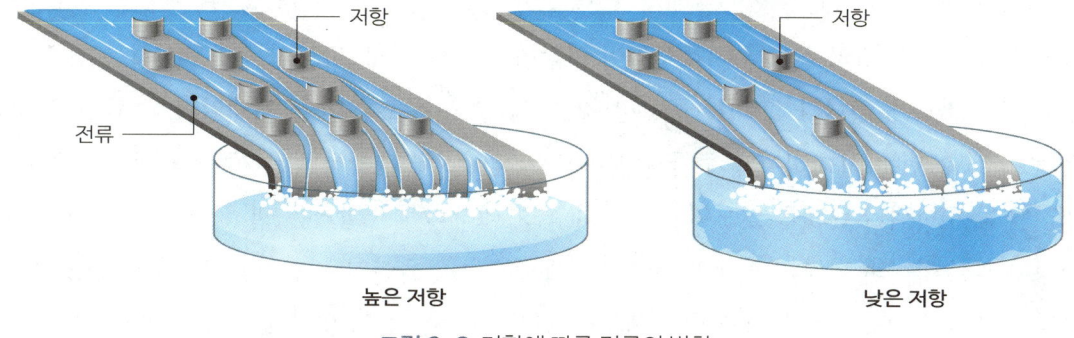

그림 2-2 저항에 따른 전류의 변화

테카테라피의 생체열 (심부열)은 전류가 신체에 흐르는 것을 방해하는 저항에 의해서 발생합니다. 저항이 낮으면 신체를 흐르는 전류가 열에너지로 변환되는 양은 적고, 반대로 저항이 높으면 전류는 열에너지로 더 많이 변환됩니다. 일반적으로 열에너지의 공식은 아래와 같습니다.

$$P(발열량, 열에너지) = I(전류)^2 \times R(저항)$$

이 공식에 따르면 환자의 신체로 흐르는 전류가 증가하면 발열량, 즉 열에너지가 제곱으로 늘어나는 반면, 저항이 증가하면 열에너지는 단순히 정비례로 늘어납니다. 환자의 신체 내부에서 발생하는 생체열을 높이기 위해서 치료사가 손쉽게 선택할 수 있는 방법은 저항을 올리기보다는 인텐서티를 올려 더욱 많은 전류를 흐르게 하는 것입니다. 저항값이 동일하다고 가정했을 때 인텐서티를 올리게 되면 신체에 좀 더 많은 전류가 흐르게 되고, 생체열은 저항을 조절했을 때보다 더 많이 발생합니다. 일견 당연하다고 생각할 수 있는 현상이지만 이 메커니즘을 정확히 이해하는 것이 중요합니다. 이러한 메커니즘을 알지 못하고 있을 경우, 인텐서티를 올리면 무조건 생체열이 많이 발생할 것이라고 생각하기 쉽습니다. 하지만, 환자의 상태 및 질환의 정도에 따라 즉, 환자 개개인이 가지고 있는 전기 저항의 변화에 따라 발열량은 달라질 수 있다는 걸 명심해야 합니다.

테카테라피의 세가지 효과인 '열효과' Diathermy, '조직 치유/재생 효과' Tissue Healing, '통증 완화 효과' Analgesic Effect 중에서 가장 중심이 되는 효과는 '열효과' 라는 점은 간과할 수 없는 사실입니다. 그러다 보니 치료사들이 열감이나 열의 세기, 강도만을 중요시하는 경우를 너무나 많이 접하게 됩니다. 그러나 중요한 것은, 그 열의 정도는 환자 개개인이, 부위에 따라 다르게 느낄 수 있는 상대적이고 주관적인 온도(열감) 일뿐, 명확하게 수치로 나타낼 수 있는 절대적인 값이 아니라는 것을 잊으면 안됩니다. 테카테라피에서 말하는 열, 즉 생체열은 외부에서 생성된 열이 아니라 환자의 신체 내부에서 자체적으로 만들어지는 열이고, 그 열의 발생 정도는 환자 개개인의 전반적인 신체 상태, 부위, 질환의 급, 만성 정도 및 심각도 등에 따라 달라질 수 있습니다. 이러한 환자 자체의 내부적 요인에는 신경을 쓰지 않은 채 단순히 인텐서티라는 외부적 요인을 조절해서, 그 결과 발생하는 상대적 열감 만을 중요하게 생각하는 접근법이 과연 치료적으로 타당한 것인지에 대해서는 생각해 볼 여지가 있다고 하겠습니다. 생체열과 관련되어 환자의 내부적 요인을 얼마나 깊게 이해하고, 또한 그것을 어떻게 이용하느냐에 따라 보다 높은 수준의 테카테라피를 구현하게 될 수 있을 것입니다.

2 인텐서티 스위칭

테카테라피에서 장비의 인텐서티를 조절하면 그 단계에 따라 전류가 더 많이 흐르거나 적게 흐르게 됩니다.

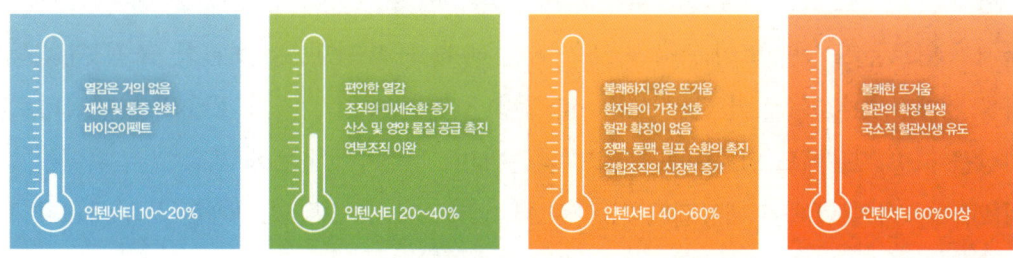

그림 2-3 인텐서티 조절에 따른 온도 및 기대효과

제 1 권에서 소개되었던 위 그림은 간단하지만 반드시 기억하고 있어야 할 매우 중요한 그림입니다. 하지만, 자칫 이 그림에만 얽매여서 맹목적으로 인텐서티를 조절하게 되는 것도 바람직하지는 않습니다. 이 그림은 인텐서티의 조절 범위에 따른 상대적인 열의 발생 정도를 대략 4단계로 나누어 표시해 놓은 것에 불과하며, 그 인텐서티에 따른 발열 양상은 환자에 따라 달라질 것입니다. 다만 각 인텐서티에 따른 대략적인 열감 및 효과를 인텐서티 조절의 가이드라인으로 삼을 수는 있습니다. 각 단계에 해당되는 인텐서티로부터 위아래 +, - 10%씩 가감하면서 필요한 온도 범위를 찾아가는데 활용하는 것은 매우 유용한 방법입니다. 환자의 상태와 치료 목적에 맞게 인텐서티를 전환해 가는 것을 '인텐서티 스위칭'이라고 하며 아래와 같은 가이드라인에 따라 진행할 수 있습니다. (편의상 설명은 CET를 기준으로 합니다. RET의 경우, 기본적인 인텐서티의 전환은 CET와 같지만, 발열 양상은 다릅니다. 뒤에서 설명할 생체저항 및 CET와 RET 전환에 대한 내용을 참고해 주십시오)

1) 블루, 비열 단계 찾기

　테카테라피를 시작할 때 인텐서티 증가 버튼을 한번 누르면 기본 30%로 세팅된다는 것을 알 수 있습니다. 만일, 해당 치료 세션의 목적이 발목 염좌 같은 부상이나 사고로 인한 급성 통증을 완화시키고, 손상된 조직을 재생시키는 것이라면 20%로 인텐서티를 낮추어서 러빙을 시작합니다. 30초 정도 러빙 후, 손끝으로 환부를 촉진해 봤을 때 열감이 느껴지기 시작한다면 (혹은, 히트 프로텍트 밑으로 미세하게 따뜻함이 느껴지면) 10%로 낮추어 줍니다. 이 단계가 바로 온도상승 없이 근육 피로의 빠른 해소, 근력 강화, 통증 완화, 조직 재생 등의 효과를 기대할 수 있는 비열 단계 Athermy입니다. 만일 어떤 환자가 20%의 인텐서티로 30초 이상 러빙 했음에도 열감이 느껴지지 않는다면 그 환자에게는 그리고 그 부위에는 인텐서티 20%가 비열 단계에 해당됩니다. 다시 한번 강조하지만, 발열 단계는 누구에게나 똑같이 정해진 것이 아니라는 것을 잊지 않는 것이 중요합니다.

2) 그린, 미열 단계 찾기

　해당 치료 세션의 목적이 조직 내 미세순환 Micro-Circulation을 증가시키면서, 세포와 조직의 산소, 물질교환을 촉진시켜 염증을 화해시키는 것이라면 미열 단계로 세팅하는 것이 필요합니다. 또한 이 단계는 근육이나 근막 등 연부 조직을 이완시켜 주기 때문에, 능동적, 수동적 이완요법 및 스트레칭과 접목하여 사용하기에 적합합니다. 기본 세팅된 30%에서 러빙을 시작합니다. 30초 정도의 러빙 후 히트 프로텍트를 통해 온화한 열감이 치료사의 손에 전해진다거나 손끝으로 환부를 촉진해 봤을 때 따뜻함이 느껴진다면 그 단계를 미열 단계로 볼 수 있습니다. 만일 환부를 30%의 인텐서티로 30초 이상 러빙 했음에도 열감이 느껴지지 않는다면, 40%로 인텐서티를 올려줍니다. 그 후 따뜻함이 느껴진다면 다시 인텐서티 30%로 낮추어 줍니다. 만일 30%로 러빙을 시작하고 얼마 되지 않았는데도 열감이 느껴지기 시작한다면 인텐서티를 20%로 낮추어서 러빙해 줍니다. 이러한 방식으로 미열 단계를 찾을 수 있습니다.

3) 오렌지, 온열 단계 찾기

주 혈관의 확장 없이 혈액 및 림프순환이 활발하게 이루어지기 시작하는 것이 온열 단계입니다. 온열 단계는 신체의 순환과 배출에 도움을 주고, 모세혈관 및 세동맥 등의 확장으로 인한 혈류량 증대를 유도합니다. 산소, 영양물질, 항체, 백혈구 등의 증가를 통한 만성염증의 화해, 창상 등을 치유하는 것이 목적이라면 온열 단계를 세팅해야 합니다. 무엇보다 이 단계는 근육, 건, 관절낭 등 결합조직의 신장력 증가에 효과적입니다. RET를 이용할 경우 관절강직의 감소를 기대할 수 있습니다. 이 단계는 50%로 러빙을 시작합니다. 30초 정도 러빙 후, 손끝으로 환부를 촉진해 봤을 때 열감이 느껴지기 시작한다면 (혹은, 히트 프로텍트를 통해 따뜻함이 느껴지면) 40%로 낮추어 줍니다. 50% 이상의 인텐서티부터는 30초가 되기 전에 뜨거워지는 경우도 있으므로, 만일 갑작스러운 뜨거움을 느낄 경우 환자가 즉시 이야기할 수 있도록 사전에 안내해 줄 필요가 있습니다. 어떤 부위를 50%의 인텐서티로 30초 이상 러빙했음에도 일렉트로드를 통해 따뜻함이 전해지지 않는다면, 60%로 인텐서티를 올리고 진행합니다. 그 후 따뜻함이 느껴진다면 다시 인텐서티를 50%로 낮추어 줍니다.

온열 단계에서는 일렉트로드에 끼워진 히트 프로텍트를 통해 치료사의 손으로 강하지 않은 뜨거움이 전달됩니다. 이 느낌을 기준으로 삼으면 됩니다. 치료사가 러빙을 멈추지 않으면 상관없지만, 2~3초가량 멈춰있게 되면 환자가 뜨거움을 호소할 수도 있는 단계이므로 주의해야 합니다.

4) 레드, 고열 단계 찾기

고열 단계는 환자가 불쾌감을 호소할 수 있는 단계이므로 적용 시 주의해야 합니다. 이 단계는 '고열효과'라는 의미의 HyperThermy라고 부르기도 합니다. 일렉트로드의 움직임이 조금만 느려져도 환자가 '앗, 뜨거워' 하고 놀랄 정도의 높은 열감이므로 일렉트로드를 상대적으로 빠르게 러빙해 (1초에 2바퀴 원을 그리는 정도의 속도) 주어야 합니다. 이 단계에서는 약간의 혈관확장이 일어나며 국소적인 혈관신생이 유도됩니다. 아주 오래된 만성 질환이나, 섬유성 구축 등이 심한 조직을 이완시키기 위해서 2~3분 정도의 상대적으로 짧은 시간 동안

만 사용하는 것이 일반적입니다. 고열 단계는 인텐서티 70%로 러빙을 시작합니다. 이 경우에도 온열 단계와 같이 30초가 되기도 전에 강한 열이 발생할 수 있으므로, 혹시 과도한 뜨거움이나 불편함을 느낄 경우 환자가 이야기할 수 있도록 사전에 숙지시켜줘야 합니다. 30초 정도 러빙을 하면 일렉트로드에 끼워진 히트 프로텍트를 통해 치료사의 손에 뜨거움이 전해집니다. 이때 인텐서티를 60%로 낮추어 줍니다. 만일 30초 정도의 러빙에서도 뜨거움이 전달되지 않는다면 80%로 인텐서티를 올려서 진행하고, 뜨거움이 느껴지기 시작하면 70%로 낮춰줍니다. 70%~90%의 인텐서티 구간에서는 일렉트로드의 러빙이 빠르게 진행되어야 한다는 것을 절대 잊으면 안 됩니다. 또한, 고열 단계에서는 일렉트로드와 리턴 플레이트와의 거리가 너무 가까워도 급격히 온도가 올라갈 수 있으므로 조심해야 합니다.

환자들에게 테카테라피를 적용하다 보면, 생각보다 많은 환자들이 온열 단계 (인텐서티 50%~60%) 혹은 고열 단계 (인텐서티 70% 정도)의 열감을 선호한다는 사실을 경험으로 알게 됩니다. 이 구간의 인텐서티에서 환자가 받는 자극은 극대화되고, 환자의 만족도는 상당히 높아질 수 있습니다. 하지만, 잊지 말아야 할 것은, 이때의 만족은 결코 치료 결과에 대한 만족이 아니고 단순히 외부 자극에 대한 감각적인 쾌감일 수 있다는 사실입니다. 자칫 치료사가 해당 치료 세션의 목적은 잊어버리고, 환자가 원하는 감각적 만족만을 충족시켜 주려고 온열, 혹은 고열 단계로만 치료를 진행할 경우, 결과적으로 매 세션마다 환자가 기대하고 원하게 되는 열감의 정도는 지속적으로 높아질 수 밖에 없습니다. 나아가 계속 온열, 고열 단계로 치료를 진행할 경우에는 러빙을 멈추기가 힘들고, 그 속도가 빨라지면서 치료사의 육체적 노동(?) 강도는 높아지게 됩니다. 이 책의 서두에서 테카테라피는 분명히 고주파전류를 이용한다는 의미에서 고주파 치료에 속하지만, 모든 고주파 치료가 테카테라피는 아니라고 했습니다. 치료사의 의지와는 상관없이 환자가 원하는 고열에 맞추어 치료를 진행하다 보면, 그때부터 테카테라피는 사라지고 뜨거운 열에만 집착하게 되는 고주파 관리 혹은 고주파 마사지만 남게 됩니다.

조금 더 높은 수준의 테카테라피를 구현하기 위해서는 환자가 원하는 온도가 아닌, 환자에게 필요한 온도의 범위를 선택 및 구분해서 적용할 수 있어야 합니다. 높은 온도의 열감을 감당하기 위해 빠르게 러빙 하는 행위에만 신경 써야 하는 상황을 만들면 절대로 안됩니다. 일단 환자에게 필요한 온도 단계를 세팅한 다음에는 그 열감을 유지하면서, 치료사 개개인이 가지고 있는 치료 테크닉을 구현하는 것에 더 집중할 필요가 있습니다.

위에 설명한 내용들은 아래와 같이 표로 정리할 수 있습니다.

	Initial Intensity	Action	Yes	No
비열단계	20%	30초 러빙 후 열감 유무 Yes? or No?	10%로 낮추어 유지	20% 유지
미열단계	30%		30% 유지 or 20%로 낮추어 유지	40%로 높인 후 열감 느끼면 30%로 낮추어 유지
온열단계	50%		40%로 낮추어 유지	60%로 높인 후 열감 느끼면 50%로 낮추어 유지
고열단계	70%		60%로 낮추어 유지	80%로 높인 후 열감 느끼면 70%로 낮추어 유지

표 1. 인텐서티 스위칭

지금까지 인텐서티 스위칭을 통한 생체열의 단계 조절에 대해 설명했습니다. 다음으로는 환자의 내부적 요인 즉, 생체 저항의 변화가 생체열 발생에 미치는 영향에 대해 생각해 보겠습니다. 단순히 인텐서티만을 이용해 전류량을 조절하는 것이 아닌, 환자의 신체가 가지고 있는 저항의 관점에서 생체열의 발생 양상을 논의하는 것은 한 차원 더 높은 수준의 사고를 필요로 합니다. 신체 저항 관점에서의 생체열 발생에 대해 충분히 이해하고, 이를 치료에 적용한다면 기존과는 차별화된 합리적이고 효과적인 테카테라피의 구현이 가능해질 것입니다.

3 옴Ω, 옴Ω 그리고 옴Ω

임상에서 환자들을 치료하다 보면, 같은 인텐시티로 똑같은 부위, 똑같은 증상을 치료함에도 불구하고, 환자들마다 심부열 발생 양상에 차이가 있음을 자주 경험하게 될 것입니다. 대부분은 그 차이가 미묘해서, 치료사나 환자가 예민한 경우가 아니라면 그냥 모르고 넘어가는 경우도 많습니다. 하지만 유독 다른 환자에 비해 환부의 온도 상승이 늦거나, 반대로 너무 예민해서 빨리 뜨거움을 느끼는 환자들도 있습니다. 치료사가 지금부터 설명할 생체 저항에 대한 사전 정보를 가지고 있지 않다면, 그러한 케이스를 접했을 때 매우 당황스러워 할지도 모릅니다. 하지만 이러한 현상들은 생체 저항에 대해 이해하고 조금만 생각해본다면 그리 이상한 일들이 아닙니다.

환자의 신체에 전류가 흐를 때, 전류가 열에너지로 바뀌는데 영향을 주는 것은 생체 저항 입니다. 이 생체 저항은 인종, 성별, 나이, 직업, 질환의 정도, 부위 등 많은 조건에 따라 달라집니다. 환자가 가지고 있는 생체 저항의 양상이 다르니, 열 발생의 정도가 달라지는 것은 당연한 현상입니다. 치료사는 생체 저항에 따른 환자의 발열 양상 차이를 치료의 지표로 사용할 수도 있습니다. 환부의 발열 상태에 따라 어느 정도의 인텐시티로, 어떠한 추가 기능 (주파수 변환, 전기 자극 병행 등) 을 사용해서 테카테라피를 진행할지 치료의 방향을 설정할 수 있습니다. 또한 일정 시간의 치료가 진행된 이후, 발열 상태의 전후 차이를 체크해 봄으로써 치료가 제대로 진행되고 있는지를 확인해 볼 수도 있습니다. 이처럼 생체 저항에 대한 이해는 기존과는 다른 더 높은 수준의 테카테라피를 구현하기 위해서 꼭 필요합니다. 제1권에서 간략히 설명한 저항의 개념에서 더 나아가 전기 저항, 리액턴스 그리고 임피던스 세 가지의 생체 저항에 대해 설명하고, 그것이 테카테라피 적용에 있어 어떤 의의를 가질 수 있을지 살펴보도록 하겠습니다.

1) 첫 번째 옴, 전기 저항

　인텐서티를 올리면 전류의 흐름은 세지고, 그에 따라 좀 더 많은 전자들이 이동하게 됩니다. 이때 전자의 흐름을 방해하는 성질을 전기 저항이라고 하고 그 측정 단위는 '옴'입니다. 저항과 비슷하지만 약간 다른 의미로 저항률이라는 개념이 있습니다. 저항률은 물질 고유의 특성으로 저항률이 낮은 물질은 일반적으로 전류가 잘 흐르는 전도체를 의미합니다. 같은 저항률을 가지고 있는 물질이라면, 즉 종류가 같은 물질이라면 전자가 흐르는 통로의 단면적이 넓을수록 저항이 작아집니다. 또한, 그 길이가 길어지면 저항은 증가합니다. 정리하면, 저항을 이루는 인자로 저항률과, 물질의 길이, 물질의 단면적이 있으며 이는 옴의 법칙이라는 공식으로 나타낼 수 있습니다.

저항 (옴) = P(저항률) × L(길이) / A(단면적)

　인체에 있어 전류가 흐르는 통로는 무엇일까요? 일반적으로 체수분 통로를 통해 전류가 흐릅니다. 인체의 조직, 기관 사이사이에 분포한 체수분들이 모여 이루는 길을 통해 전자가 움직이는 것입니다. 인체에 있어 저항이란 일반적으로 이 체수분 통로의 저항을 말하는 것입니다.

　위 옴의 법칙을 이루는 인자들 중 첫 번째로 인간의 신체가 가진 체수분 통로의 저항률은 (물론, 인종이나 나이, 성별 등에 따라 미세한 차이가 있겠지만) 신체에 포함된 수분, 즉 물의 저항률로서 거의 일정한 값을 가진다고 볼 수 있습니다. 하지만 두 번째 인자인 체수분 통로의 길이가 길어질 경우 전기 저항은 증가하게 됩니다. 마지막으로 체수분 통로의 단면적이 넓어질 경우 전기 저항은 감소하게 됩니다. 이해를 돕기 위해, 키가 큰 사람과 키가 작은 사람 그리고 저체중인 사람과 과체중인 사람을 치료하는 상황을 예로 들어 보겠습니다.

　환자의 등에 리턴 플레이트 판을 부착시키고 RET 일렉트로드로 발바닥을 러빙하는 상황을 가정합니다. 다른 조건은 다 같은데 키가 큰 사람과 키가 작은 사람을 각각 같은 인텐서티로 치료할 때, 누구의 몸에서 더 많은 열감을 느낄 수 있을까요? 또한, 다른 조건이 모두 같은 경우, 저체중인 사람과 과체중인 사람을 같은 인텐서티로 치료한다면, 누구의 몸에서 더 큰 열감을 느낄 수 있을까요?

정답은 각각 키가 큰 사람과 저체중인 사람입니다.

키가 큰 사람의 경우 등에서 발바닥까지의 길이가 더 길고 이는 체수분 통로의 길이가 길어짐을 뜻합니다. 당연히 체수분 통로의 길이가 길어짐에 따라 전기 저항은 비례적으로 증가하고 그에 따라 발열량은 증가해 더 많은 열감을 느끼게 됩니다.

저체중인 사람의 경우 전체적인 신체의 단면적이 좁아지게 되고 이는 체수분 통로의 단면적도 좁아지게 됨을 의미합니다. 체수분 통로의 단면적이 좁아지면 전기 저항은 비례적으로 증가하고 열감을 더 많이 느끼게 될 것입니다.

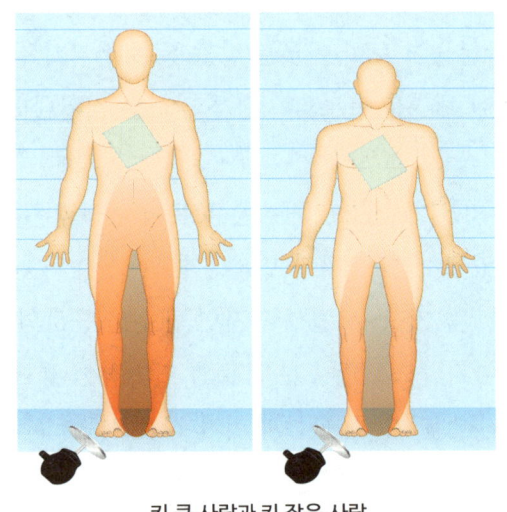

키 큰 사람과 키 작은 사람

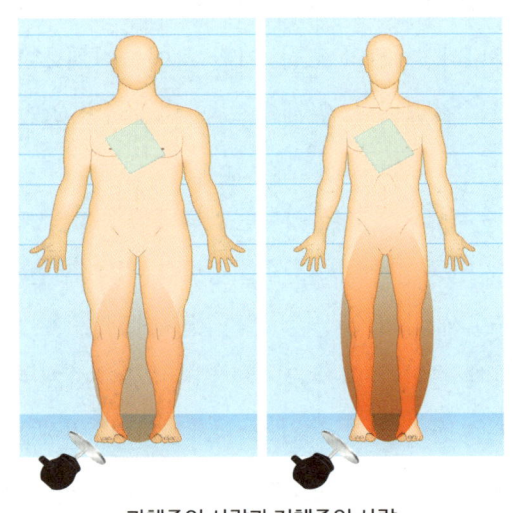

과체중인 사람과 저체중인 사람

그림 2-4 신체조건에 따른 전기 저항과 발열양상

단, 여기서 자칫 헷갈리면 안 되는 점 한 가지가 있습니다. 제 1 권 '상지' 그리고 앞에서 정리한 이론을 기억하고 있다면 'RET 일렉트로드와 리턴 플레이트의 간격이 좁아지면 오히려 열감을 빨리 느끼고, 멀어지면 열감을 늦게 느끼게 되는 것 아닌가?' 하는 의문을 가질 수 있습니다. 하지만 위에서 설명한 것은 전기 저항에 따른 '발열 속도'가 아닌 '총 발열량'임을 명심해야 합니다. 일반적으로 RET 일렉트로드와 리턴 플레이트 사이의 거리가 짧으면 피부에서 열감이 더 빨리 느껴지는 것은 맞습니다. 일렉트로드와 리턴 플레이트 중간 부분부터 발생하기 시작한 생체열이 피부층까지 퍼져 감각으로 느껴지기까지의 속도는 둘 사이의 거리가 짧을수록 더 빠르기 때문입니다. 발열 속도와 발열량의 차이를 집중이냐 분산이냐의 문제로 볼 수도 있겠습니다. 치료 부위에 집중하여 (일렉트로드와 리턴 플레이트의 거리를 좁혀서) 테카테라피를 적용할 경우, 환자가 피부에서 열감을 느끼기 시작하는 속도는 빠를 수 있습니다. 반면 치료 부위를 넓게 잡아 (일렉트로드와 리턴 플레이트의 거리를 늘여서) 적용할 경우, 환자가 피부에서 열을 느끼기 시작하는 속도는 느릴 수 있으나, 목적한 환부 및 전류가 흐르는 부위에서 발생하는 열의 총량 (발열량)은 훨씬 많을 것입니다.

2) 두 번째 옴, 리액턴스

전류가 체수분 통로를 흐르면서 발생하는 전기 저항과는 차원이 다른 개념의 생체 저항으로 리액턴스가 있습니다. 리액턴스는 세포 차원에서 전류의 흐름을 방해하는 성질을 나타내는 용어로 이것의 측정 단위도 '옴'을 사용합니다. 신체의 구성단위인 세포를 감싸고 있는 세포막은 세포 내외 구분을 지으면서 삼투압과 전해질 농도차에 의해 물질의 교환을 조절합니다. 이때, 세포막의 두께와 세포의 크기, 건전도, 성숙도 등에 따라 전기의 흐름을 방해하는 정도가 달라지는데, 일반적으로 세포의 크기가 커서 질량이 높고 세포의 수가 많다면 리액턴스는 더 높아지게 됩니다.

예를 들어 왕성한 활동을 하는 청년기의 근육세포는 그 크기가 크고 세포막도 두껍기 때문에 리액턴스가 높다고 할 수 있습니다. 반면 지병이 있어 체중의 감소가 있거나, 나이가 많아 세포가 노화되고, 세포의 수가 적으며, 세포막의 두께도 얇을 경우에는 리액턴스가 낮아집니다. 또한 만성적인 질환으로 인해 섬유화가 일어난 근육 조직의 경우에도 리액턴스는 낮아집니다. 쉽게 말하면 건강한 세포는 리액턴스가 높아 전류의 흐름을 방해하는 정도가 '높고', 건강하지 못한 세포는 리액턴스가 낮아 전류의 흐름을 방해하는 정도가 '낮다'는 의미입니다.

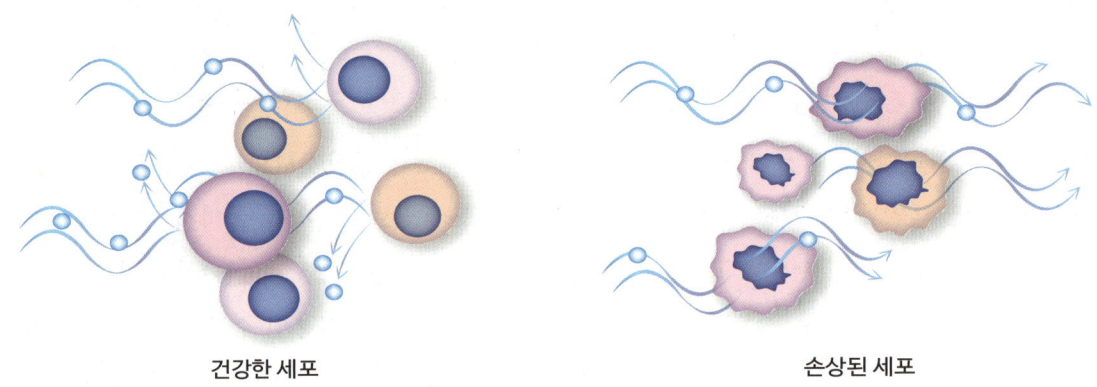

건강한 세포　　　　　　　　　　손상된 세포

그림 2-5 세포의 노화, 건강도에 따른 전류의 흐름, 리액턴스

3) 세 번째 옴, 임피던스

전류가 신체의 체수분 통로를 따라 흐를 때 그 흐름을 방해하는 작용을 전기 저항, 세포의 원형질막에서 전류의 흐름을 방해하는 작용을 리액턴스라고 하였습니다. 임피던스는 이 둘의 작용을 합친 개념으로 체수분 상태에 따른 전기 저항과 세포의 상태에 따른 리액턴스를 모두 고려한 종합적이고 합리적인 개념이라고 볼 수 있습니다. 저항과 리액턴스가 합쳐진 개념인 임피던스는 연령에 따라, 성별에 따라, 운동 정도 및 질환 유무에 따라 달라질 수 있습니다. 또한 임피던스가 같더라도 저항과 리액턴스의 구성 비율과 조합에 따라 매우 다양한 발열 양상을 보일 수 있습니다. 키가 작지만 나이가 많은 사람, 키는 크지만 나이가 적은 사람 두 경우에 임피던스는 같을 수 있지만 저항과 리액턴스의 비율은 달라질 것이고, 그것에 따라 치료적인 접근에 있어서도 차이를 둘 필요가 있습니다. 그러므로 치료사가 임피던스라는 개념을 염두에 두고 있다면 테카테라피는 조금 더 과학적인 치료의 단계로 나아가게 됩니

다. 임피던스의 측정 단위도 '옴'을 사용합니다. 참고로 저항과, 리액턴스, 임피던스의 관계는 다음과 같습니다.

$$임피던스^2 = 저항^2 \times 리액턴스^2$$

테카테라피를 적용해 다양한 질환들을 치료하는 경험이 쌓이게 될수록, 치료사의 몸과 마음은 여유롭고 편안해집니다. 일렉트로드의 러빙은 매우 부드럽고 속도는 느리게 바뀝니다. 특별한 경우를 제외하고 인텐서티는 대부분 중간 단계 (20~50%)를 이용하게 될 것입니다. 치료사는 본인의 치료 테크닉과 치료방식에 더 집중할 수 있게 되고, 치료의 질 Quality, 환자의 만족도 Satisfaction는 높아집니다. 그러한 모습은 테카테라피에 대한 임상 경험을 통해 자연스럽게 노하우를 쌓아간 결과로 볼 수 있습니다. 또한, 한편으로는 치료사 본인도 의식하지 못하는 사이에 임피던스에 대한 개념을 체화시키고 은연중에 그것을 고려하면서 테카테라피를 적용하게 된 결과라고 이해해도 무리가 없을 것입니다.

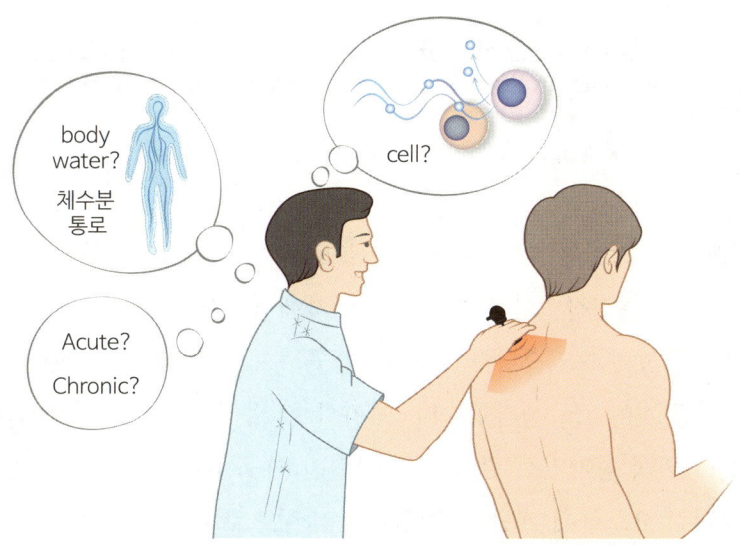

그림 2-6 임피던스를 고려한 테카테라피

얼마 전, 연세대학교 물리치료학과 대학원에서 단축되고 긴장된 비복근 gastrocnemius에 테카테라피를 적용했을 경우, 그 구조적 변화 및 유연성과 관련 유의미한 개선 효과가 있다는 연구 논문을 발표하였습니다.

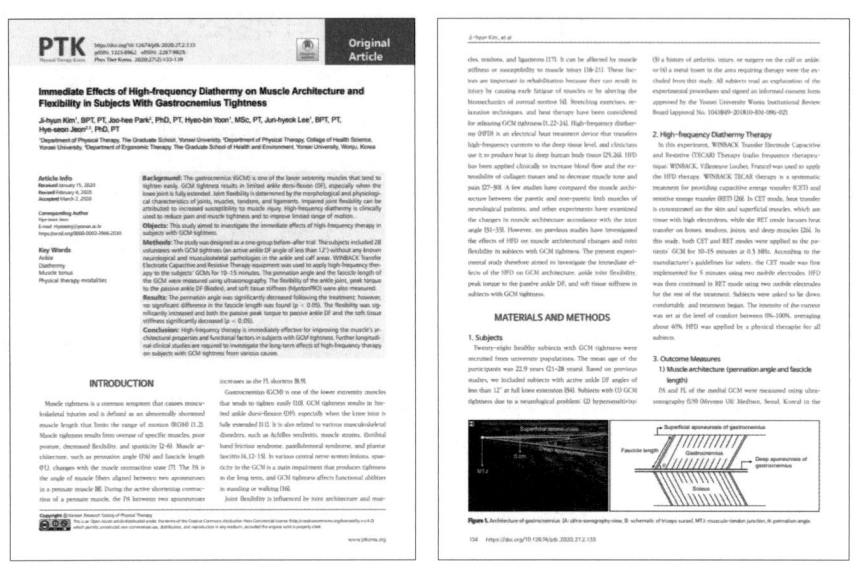

그림 2-7 **Immediate Effects of High-frequency Diathermy on Muscle Architecture and Flexibility in Subjects With Gastrocnemius Tightness** / March 2, 2020
Ji-hyun Kim, BPT, PT, Joo-hee Park, PhD, PT, Hyeo-bin Yoon, MSc, PT, Jun-hyeok Lee, BPT, PT, Hye-seon Jeon, PhD, PT

이 연구는 초음파검사 장비를 비롯, 근육의 톤을 측정하는 MyotonPRO 및 유연성 측정을 위한 BIODEX 등 최신 측정장비들을 이용하여 테카에너지가 근 이완 및 근 기능 향상에 효과적이라는 사실을 증명해 보였습니다. 이러한 연구는 매우 고무적이며 테카테라피의 발전에 있어 큰 도움이 될 것이라고 생각합니다. 여기서 한 발 더 나아가, 테카테라피 적용에 따른 근골격계 질환 부위의 임피던스 변화 등에 관련된 연구들도 진행할 수 있을 것입니다. 임피던스와 같은 생리적 요소들에 대한 측정 평가를 바탕으로 테카테라피에 대한 더욱 흥미로운 연구들이 진행되기를 기대해 봅니다.

4 CET와 RET, 음과 양의 조화

제 1 권 상지 편에서 설명하였듯이 테카테라피는 기본적으로 'CET → RET → Cool Down' 의 치료 순서를 따릅니다. 이 순서는 경우에 따라 바뀌거나 변형될 수 있지만, 잊어서는 안 되는 기본 중의 기본입니다. 기본적인 치료 순서가 지니는 의미에 대하여 정확히 이해하고 응용할 수 있게 되면, 한층 더 업그레이드된 테카테라피 스킬의 구현이 가능해집니다. 그런 의미에서 CET와 RET 그리고 둘 사이의 관계에 대해 좀 더 상세하게 설명해 보도록 하겠습니다.

1) CET

CET는 Capacitive Electrical Transfer 의 약자로 용량성 통전 방식을 의미합니다. 용량성이라는 용어를 이해하는 것이 중요한데, 이는 전자공학에서 콘덴서 및 축전기를 설명할 때 사용되는 용어입니다. 전기가 통하는 두 도체판을 마주 보게 하고, 그 사이에 전기를 걸어주면 각각의 도체판에 전하가 모이게 됩니다. 이때 전기가 통하지 않는 유전체 (전기적 유도 작용을 일으키는 물질. 보통 부도체)를 도체판 사이에 끼워주면 전하들을 저장할 수 있게 되는데 이러한 현상을 이용한 것이 Capacitor 커패시터 (콘덴서, 축전지)입니다. 또한 용량성이라는 용어에서 추측할 수 있는 것처럼 마주 보고 있는 도체판의 면적이 크면 클수록 더 많은 양의 전하가 축적될 수 있습니다. 마찬가지로 CET 일렉트로드의 크기가 크면 클수록 더 많은 전하량의 축적이 일어나고 결과적으로 더 높은 온도의 생체열이 발생하게 됩니다. CET 일렉트로드의 검은색 코팅이 바로 전기가 통하지 않는 유전체에 해당하며, 리턴 플레이트와 접촉되어 있는 환부와 일렉트로드 코팅 안쪽의 물질이 각각 도체판의 역할을 한다고 이해하면 됩니다.

RET와의 가장 큰 차이점이라고 여러 번 설명되었듯이 CET는 직접적으로 전류가 흐르는 방식이 아닙니다. 검은색 코팅, 유전체는 부도체이므로 환부와 코팅 내부의 물질을 통한 직접적인 전류의 흐름이 일어나지 않습니다. 다만 검은색 코팅, 즉 유전체에 형성되는 충전 전류와 방전 전류에 의해서 전류가 흐르는 것과 같은 효과가 나타날 뿐입니다. 전자의 움직임은 유전체인 일렉트로드의 코팅면이 접촉되어 있는 환부를 중심으로 강하게 발생하고, 이를 통한 생체열은 피부, 진피층, 근막층에서 발생하게 됩니다. 이러한 이유 때문에 CET는 일반적으로 소프트 티슈, 연부 조직 치료에 사용된다고 설명하는 것입니다.

하지만, 일정기간 테카테라피를 적용해 보았다면, 단순하게 이 정도 수준의 이해에서 머무르지 않고 조금 더 깊이 생각해 볼 필요가 있습니다. 앞에서 설명한 생체 저항과 연관 지어 생각을 해본다면, CET는 전기 저항, 리액턴스 중에 어떤 것과 연관이 있을까요? CET는 직접적으로 전류가 흐르지 않고 전자의 움직임을 유도하여, 단지 전류가 흐르는 효과를 낼 뿐이라고 설명했습니다. 또한 일렉트로드가 접촉해 있는 부위, 주로 연부 조직에만 영향을 줍니다. RET에 비해 열감이 주변 조직으로 넓게 퍼지지 않고 국소적으로 작용합니다. 따라서 신체 내의 체수분을 통해 전류가 흐르는 현상과는 거리가 멀다고 할 수 있습니다. 반면, 피부 및 근육조직 세포의 상태에 영향을 받기 쉽습니다. 앞에서 설명한 세포의 건강 상태, 세포막의 완성도, 세포의 질량 및 구조적 완성도와 기능 등에 따른 전류의 흐름을 생각해 볼 때, CET는 전기 저항보다는 리액턴스와 더 연관이 크다고 볼 수 있습니다.

근골격계 조직, 그중에서도 연부 조직, 피부, 진피층, 근막층, 근육 등을 이루고 있는 조직 세포들에 문제가 생겨 그 질적 수준이 낮아져 있는 상태 (건강하지 않은 상태) 라면 해당 부위, 해당 조직의 리액턴스는 낮아질 것입니다. 리액턴스가 낮다면 결과적으로 생체열은 잘 발생하지 않습니다. 근골격계 질환으로 인해 환부 및 주변 조직에 이상이 생긴 환자를 처음 치료할 때 CET 모드에서 생체열이 발생하지 않는 경우를 경험하게 되는 이유입니다. 이런 경우 자연스럽게 인텐서티는 올라갈 수밖에 없습니다. 심부열을 발생시키기 위해 일반적인 경우처럼 40~60%의 인텐서티로 시작하는 것이 아닌 60% 이상의 인텐서티를 사용하는 고열 단계가 필요해지는 것입니다.

결론적으로, CET를 이용하는 치료 단계의 목적은 조직의 리액턴스를 높이는 것이라고 말할 수도 있습니다. 리액턴스가 올라간다는 것은 조직 세포의 상태가 개선된다는, 즉 조직이 치유된다는 의미입니다. 테카테라피를 처음 접하는 환자에게서 CET의 열감이 잘 느껴지지 않는다면, 치료사는 환부 및 주변 조직의 이상 유무를 체크하고 이를 통해 환자가 가지고 있는 질환의 심각도를 가늠할 수 있게 됩니다. 나아가 치료의 방향을 결정할 수도 있습니다.

예를 들어 오른쪽 어깨 근육에 섬유화가 발생한 환자의 경우, CET 30% 정도의 인텐서티로 러빙을 진행할 경우, 생체열이 거의 발생하지 않을 수도 있습니다. 이 경우 반대쪽 어깨의 정상 부위를 러빙해 본다면 그 차이를 확연하게 구분할 수 있습니다. 이차적으로 이학적 검사나 촉진 등을 통해 재차 검사한 후, 열감을 느끼지 못하는 부위를 중심으로 치료를 시작하는 계획을 세울 수 있습니다. 치료가 진행되어 해당 부위 조직이 회복될 경우, 그 부위의 리액턴스는 증가하게 될 것이고, 반대쪽의 정상이었던 부위와 비슷한 정도로 생체열이 발생할 것이라고 가정해 볼 수 있습니다. 정상적으로 생체열이 발생하는 단계가 되면 조직의 회복, 재생은 어느 정도 마무리되었다고 보고, 다음으로 기능의 회복에 중점을 두고 치료를 진행할 수 있게 됩니다.

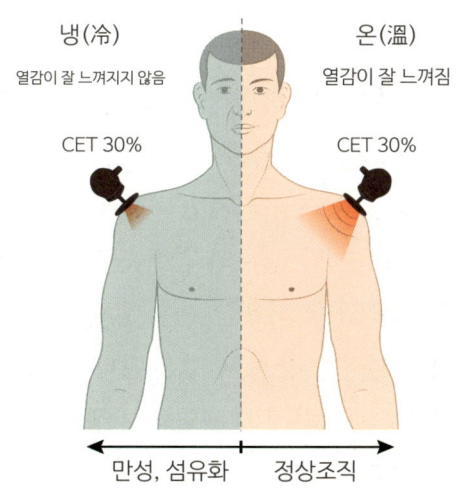

그림 2-8 CET를 이용한 환자의 질환 및 부위별 열감 테스트

치료 메커니즘으로 볼 때 치료 및 재활의 처음은 조직의 치유, 재생, 통증 완화로 시작하는 것이 일반적 입니다. 조직을 이루는 세포가 손상을 입거나 질적 수준이 저하되어 있을 때, 이 것을 먼저 해결하는 것이 당연합니다. 여기에 적합한 통전 방식이 CET입니다. 테카테라피는 CET로 시작하는 것이라고 기계적으로 외우고 적용하는 것과, 위에서 설명한 내용들에 대한 이해를 바탕으로 전략적으로 CET를 처음에 적용하는 것에는 분명히 큰 차이가 있습니다.

2) RET

CET와 다르게 RET는 매질(도체)을 통해 직접적으로 전류가 흐르는 통전 방식입니다. Resistive Electrical Transfer의 약자인 RET는 직접 전류가 흐르는 방식이므로, 그 전류가 흐르는 길 Path way의 상태에 영향을 받을 수밖에 없습니다. 위에서 설명했듯이 인체 내부에 전류가 흐르는 길은 주로 체수분 통로라고 할 수 있습니다. 체수분 통로의 길이가 길어지면 전류의 흐름은 더뎌지고, 단면적이 넓어지면 전류는 수월하게 흐를 수 있습니다. 즉, 테카테 라피에서 사용하는 두 가지 통전 방식 중 RET는 전기 저항 Resistive 즉, '체수분 통로를 통해 전류가 흐르는 것을 방해하는 성질' 과 더 큰 연관을 가진다고 볼 수 있습니다.

앞에서 설명한 옴의 법칙에 의하면, RET를 사용할 경우 인체에 발생하는 저항은 몸속에서 도체로 작용하는 체수분 통로의 길이와 단면적의 넓이와 연관지어 설명할 수 있습니다. 체수 분은 우리 인체에 담겨 있으므로 신장이 커서 인체의 길이가 길어지면 체수분 통로의 길이도 길어집니다. 또한 신체의 둘레 및 체적이 커지면 체수분 통로의 단면적이 넓어지게 되어 저 항값은 반비례로 감소하게 됩니다. 운동선수와 같이 근육이 발달하고 체적이 큰 사람은 상대 적으로 전기 저항이 감소하여, RET를 적용할 경우 생체열의 발생이 더딥니다. 반대로 체중 이 적게 나가고 근육량이 적은 사람의 경우 (신장은 같다고 가정) 체수분 통로의 단면적이 좁 아짐에 따라 저항이 상대적으로 증가하여 생체열의 발생이 수월해집니다. 이와 같은 사실을 통해 환자의 신장, 체형 등에 따라 RET의 발열 양상에 차이가 나는 현상을 설명할 수 있습니 다. 수분을 많이 포함한 연부 조직, 소프트 티슈는 체수분 단면적의 크기가 클 것이고, 상대적으로 수분을 적게 포함한 경부 조직, 하드 티슈는 체수분 단면적의 크기가 작을 것입니다. 결과적으로 RET는 연부 조직 보다 경부 조직에서 생체열이 더 잘 발생합니다. 이것이 바로 RET가 연부조직 보다는 경부조직에서 주로 작용한다고 설명하게 되는 근원적인 이유입니다.

또한, RET는 리턴 플레이트와 일렉트로드의 배치에 따라서 신체 조직에 작용하는 정도와 양상이 달라진 다는 것도 알아야 합니다. 리턴 플레이트와 일렉트로드를 마주 보게 배치할 경우 에너지는 리턴 플레이트와 일렉트로드 사이에 있는 조직을 관통하는 형태로 작용하고, 같은 면 위에 나란히 배치시킬 경우, 무지개와 같은 반원 형태로 작용을 합니다. 이러한 전류의 형상을 염두에 두고 치료하고자 하는 부위와 상황에 맞게 적용한다면 더 효율적인 치료가 가능해집니다. 예를 들어 관절 부위의 치료는 항상 리턴 플레이트와 일렉트로드를 마주보게 배치하여 테카에너지가 관절 부위를 관통하도록 유도하는 것이 합리적입니다. 반면, 관절 부위가 아닌 연부 조직을 치료하는 경우라면 마주보는 것이 아닌, 같은 면 위로 리턴 플레이트와 일렉트로드를 배치시키고 러빙 하는 것도 가능합니다.

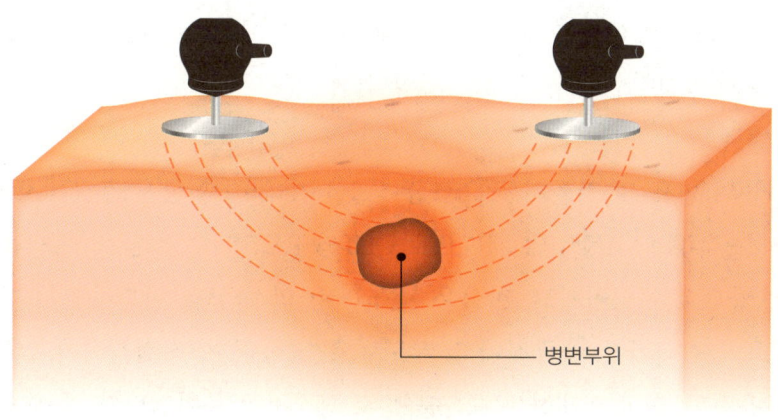

그림 2-9 RET를 이용한 연부조직치료

앞의 CET의 설명에서 예로 든 섬유화가 진행된 근육조직 같은 경우, 혈관은 수축하고 조직끼리 유착되어 건강한 근육조직에 비해 리액턴스는 낮을 수 있습니다. 결과적으로 CET를 사용하면 생체열의 발생이 원활하지 않습니다. 반면 체수분의 면적은 매우 좁아, 저항은 높을 수밖에 없습니다. 이런 경우에는 연부 조직에는 CET를 사용해야 한다는 단순한 암기 지식에서 벗어나, RET 일렉트로드와 리턴플레이트를 근육 면 위에 나란히 배치해 사용함으로써 연부 조직의 문제를 효과적으로 해결할 수 있는 것입니다. 그와 함께 RET에서만 활용 가능한 LOW BEAT (2Hz) 등의 전기 자극을 함께 사용한다면 훨씬 효과적으로 섬유화된 연부 조직을 정상화시킬 수 있습니다.

3) 음과 양의 조화, CET와 RET 전환의 메커니즘

치료사가 CET를 선호하거나, 혹은 RET를 선호하여 어느 한 가지 일렉트로드만 사용해서 치료하는 경우를 종종 볼 수 있습니다. 하지만 테카테라피는 특별한 이유가 없는 한 CET와 RET를 함께 사용하는 것이 기본입니다. 두 가지 일렉트로드를 각각 적재적소에 맞게 적용하며, 각 방식이 가지고 있는 장단점을 최대한 활용, 보완하는 것이 중요합니다. CET와 RET 두 가지 방식의 통전 방식을 개발하고, 그것을 동시에 이용하는 치료 콘셉트가 만들어진 데에는 나름대로의 합리적인 이유가 있는 것입니다.

CET와 RET의 병용 및 전환의 중요성을 강조하기 위해 평상시 흔하게 접할 수 있는 '음'(陰, YIN) 과 '양' (陽, YANG)의 개념으로 CET와 RET를 설명해 보겠습니다. 우리가 사는 세상은 음과 양으로 이루어지고, 만물은 '음'과 '양'의 양상을 반복하면서 다채롭게 변화해 갑니다. '음'은 간접적이며, 소극적이고, 부드럽고, 담백하며, 직접적이기보다는 우회적이고, 에두르고, 포용하며, 참고 인내하는 모습을 주로 상징하는 용어입니다. 음에 해당하는 색상은 검은색입니다. '양'은 직접적이고, 단도직입적이고, 강하며, 자극적이고, 관통하며, 거칠게 목표를 향해 돌진하는 기운을 주로 상징하는 용어입니다. 양에 해당하는 색상은 하얀색입니다.

환자들이 가지고 있는 근골격계 질환도 그 양상에 따라 크게는 '음' 적인 것과 '양' 적인 것으로 나눌 수 있고, 치료적인 접근법에 있어서도 '음' 적인 접근과 '양' 적인 접근으로 구분하는 것이 가능합니다. 근골격계 질환의 치료에 있어 수술이 '양' 적인 접근법이라면 보존적 치료법은 '음' 적인 접근법에 해당할 것입니다. 교정치료에 있어 '카이로프랙틱'과 같은 테크닉이 '양'의 기술이라면, '롤핑'이나 '스웨디시 마사지' 등과 같은 테크닉은 '음'의 기술이라고 생각할 수 있습니다. (물론 이러한 구분은 상대적이어서 '양'으로 생각되던 것이 비교 대상에 따라 '음'으로 인식될 수는 있습니다.)

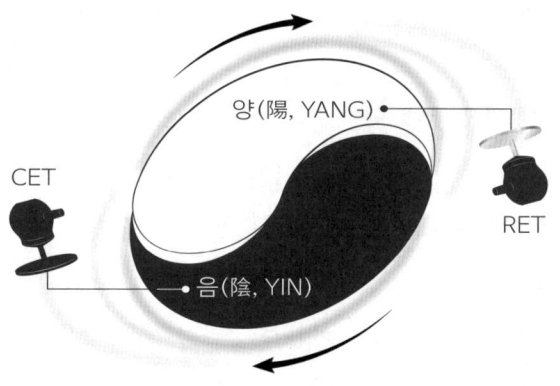

그림 2-10 CET와 RET의 상호 보완 및 치료의 진전

CET는 음에 비유할 수 있습니다. 직접적으로 전류가 통하는 방식이 아닙니다. 간접적으로 전자의 움직임을 유도합니다. 일렉트로드가 닿는 부위 위주로 생체열이 발생하고, 일렉트로드를 다른 곳으로 이동하면 발열 부위도 이동합니다. 치료 공학적으로 보면, CET는 질환 및 통증으로 인한 신체의 긴장 및 스트레스를 완화시켜줍니다. 단단한 무장을 해제시켜 주는 것입니다. 외투를 부여잡게 하는 강한 바람이 아닌 따뜻한 햇살입니다. 근골격계 질환으로 조직에 손상이 있거나 통증이 있는 환자의 경우, 심리적으로도 육체적으로도 상당히 위축되고 긴장되어 있는 상태입니다. 한마디로 닫혀 있는 상태인 것입니다. 모든 치료가 그렇듯이, 테카테라피의 시작은 환자의 닫힌 마음, 닫힌 신체 상태를 열면서 시작합니다.

먼저 CET로 긴장되고 위축된 환부를 부드럽게 어루만지면서 서서히 근육의 경직 및 통증의 톤을 떨어뜨려 줍니다. 손상 및 질환으로 인해 환부 주변의 세포는 손상되거나 노화되어 있을 것입니다. 결과적으로 세포 차원의 리액턴스가 낮은 상태이므로 이를 높여줄 필요가 있습니다. 피부의 긴장부터 시작해, 진피층, 근막층의 수축을 차례대로 이완시켜 줍니다. 그것만으로도 증상은 상당 부분 완화됩니다. CET는 치료사의 테크닉 (치료사가 구현하려는 테크닉을 '양'으로 볼 수도 있습니다.)을 본격적으로 구현하기 전에 거쳐야 하는 준비과정으로 이해할 수도 있습니다. 닫힌 환자의 몸을 열어주는 과정 없이 곧바로 치료 본론으로 들어가 버리면 환자는 자칫 더 긴장하고, 움츠러들 수 있습니다. 경우에 따라 부작용 Side-Effect이 발생하기도 합니다.

이와 달리 RET는 양에 비유할 수 있습니다. 직접적으로 전류가 흘러 문제 부위, 병변 조직을 관통합니다. 전류가 흐르는 부위를 중심으로 몸 전체에 생체열을 발생시킵니다. CET가 국소적으로 작용하는 것에 비해 RET는 넓게 퍼지면서, 전류가 흐르는 통로 Pathway 전반에 걸쳐 영향을 줍니다. 치료 공학적으로 RET는 CET로 열어준 환자의 몸에 직접 침투해 들어가 근본 문제를 해결하는 역할을 한다고 볼 수 있습니다. 강한 물결이 몰아치듯이 거침없이 스며들면서 문제 조직을 이완시키고, 혈관을 신생시키며, 재생을 촉진합니다. RET는 자칫 부주의할 경우 신체 내부 조직에 화상을 입힐 수도 있습니다. 상한 만큼 조심스럽게 다루어야 합니다. 또한, 연부 조직과 다르게 전기 저항이 높은 경부 조직에 더 강하게 반응합니다. 신체 깊숙이 숨어있는 심부 근육에도 작용을 합니다. RET는 CET와 달리 일렉트로드를 다양한 형태의 액세서리로 전환하여 치료 목적에 맞는 변형적 어프로치를 가능하게 해줍니다. LOW BEAT, SUPER BEAT 등과 같은 추가적인 전기 자극을 결합시켜 더 강한 임팩트를 구현할 수도 있습니다. 아울러 치료사의 치료 테크닉을 함께 구현하기에도 수월합니다. 하지만, 이렇게 강하고 거침없는 RET라도 CET를 이용한 사전 준비 단계를 생략하고 사용한다면, 그 힘을 제대로 발휘하는 데 어려움을 겪을 수도 있습니다.

거듭 반복되지만, 테카테라피에 있어서 CET와 RET의 조화로운 사용은 우리가 사는 세상 속의 음, 양 조화와 같이 매우 중요한 이슈입니다. 낮이 지나 밤이 오고, 밤의 끝에 낮이 오는 것처럼 양이 극에 달하면 음이 오고, 음이 극에 달하면 양이 오면서 자연은 변화와 진보를 멈추지 않습니다. CET와 RET도 저마다의 역할을 수행하고, 각각의 역할이 끝나면 서로에게 순서를 넘겨주면서 전환되어야 합니다. CET 나 RET 어느 하나만 가지고는 완벽한 테카테라피의 구현은 불가능합니다.

한편, 계절의 변화에 있어서도 '간절기'라고 하는 어중간한 시기가 존재하는 것처럼 CET를 사용하다가 RET로 전환하는 순간에도 이러한 '중간단계'가 존재합니다. 하지만 테카테라피를 적용하는 대다수의 치료사들은 CET를 사용한 후 RET로 전환될 때 이러한 단계가 존재한다는 것을 알지 못하고 있으며, 이로 인해 여러 가지 해프닝 (환자 불만, 피부 화상, 심부 화상 등)들이 발생하기도 합니다.

CET를 이용해 치료를 진행하면 비열 단계가 아닌 이상, 피부의 온도 (표피, 진피층, 근막, 천층부근육 등)는 점차적으로 상승하게 됩니다. (물론, 비열 단계라도 장시간 일렉트로드를 움직이지 않으면 미약하나마 온도의 상승이 있습니다.) CET 일렉트로드의 사용을 마친 후, RET 일렉트로드를 환부에 접촉하게 되면, 약 30초에서 1분에 이르는 시간 동안 환자는 '열단절' Heat Krevas의 단계를 경험하게 됩니다. 환자는 그 시간 동안 특수 스틸소재로 제작된 RET 일렉트로드에서 전해지는 차가움만을 느낄 뿐 어떠한 열감도 느끼지를 못합니다. 심지어 치료가 끝난 것으로 오해하기도 합니다. 이러한 현상이 발생하는 이유는 CET와 RET의 발열 방식 차이와 환자의 '감각역치' 때문입니다.

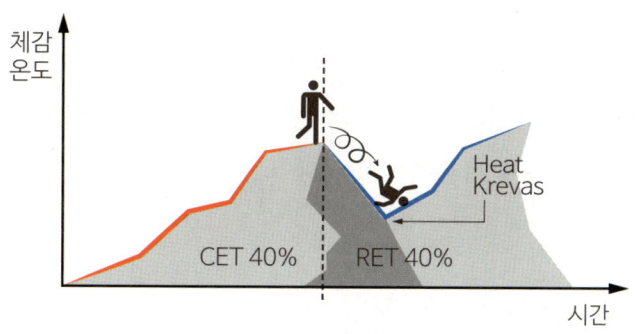

그림 2-11 CET 에서 RET로 전환 시 발생하는 열 단절, 히트크레바스

RET는 그 발열 방식 (체수분 통로의 전기 저항으로 인한 발열)의 특성 때문에 일렉트로드가 접촉된 부위 주변으로만 생체열이 발생하는 CET보다 상대적으로 발열시간이 느리고, 신체의 심부에 있는 경부조직, 즉 체수분 함량이 적은 조직에서부터 발열이 시작됩니다. 그러한 이유로 RET 일렉트로드가 접촉된 피부에서 열을 느끼기 시작할 때까지 CET보다 상대적으로 더 긴 시간을 필요로 합니다.

또한 '베버의 법칙'에 의하면 인체의 감각기가 자극의 세기 변화를 느낄 수 있으려면 처음에 주어지는 자극의 세기가 중요합니다. 처음에 약한 자극이 주어질 경우, 이후 주어지는 자극의 세기가 조금만 세져도 쉽게 변화를 느낄 수 있습니다. 반대로, 처음에 주어지던 자극의 세기가 강하다면, 이후 주어지는 자극은 더 큰 폭으로 강도가 증가해야 변화를 느낄 수 있습니다. 이때 변화를 느낄 수 있는 최소한의 자극 세기를 '역치'라고 합니다.

환자의 열에 대한 감각역치는 RET보다 앞서 적용된 CET의 뜨거움으로 인해, 이미 높아질 대로 높아진 상태입니다. 이 상태에서 환자가 곧바로 비슷한 정도의 열감을 느끼게 하려면 RET로 전환한 후, 일정 시간을 기다리거나 혹은 인텐서티를 더 올려 자극의 세기를 CET로 적용할 때보다 크게 해야 합니다. 참고로 단일 근섬유 혹은 신경섬유의 경우에는 일정 온도 이상으로 올라가도 느끼는 열감은 거의 달라지지 않습니다. 전체 근육 조직 차원에서 온도 상승에 따라 느끼는 열감은 우상향 직선이 아닌 계단식으로 상승합니다. 다시 말해 점차적으로 자극이 올라간다고 그에 따른 반응도 직선을 그리며 동시에 올라가는 것이 아니라, 일정 수준 이상의 자극을 넘어서는 시점에 반응이 단계적으로 상승한다는 의미입니다. (그림 2-12 참고) 그러므로 CET 적용 직후 RET로 전환하는 즉시, 환자가 CET 적용 시와 같은 정도의 열감을 느끼게 하려면, RET로 전환할 때 인텐서티는 CET를 적용했을 때의 인텐서티보다 적어도 2단계 이상 높게 적용해야 합니다.

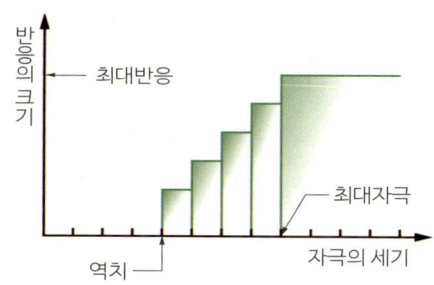

그림 2-12 전체 근육 조직에서 자극 세기에 따른 반응 및 역치

물론 CET 적용 시 비열 단계였다면, 최소한 같은 단계의 인텐서티나 한 단계 정도 높은 인텐서티로도 열감을 느끼게 할 수 있습니다. (기존의 자극이 약했으므로) 하지만, CET 적용 시 온열단계로 50%~60% 정도의 인텐서티를 사용하고 있었다면 RET로 전환 시 최소 2단계 높은 70%~80%의 인텐서티를 선택해 줘야 한다는 말이 됩니다. 여기서 한 가지 주의해야 할 것이 있습니다. 열 단절을 없애기 위해 인텐서티를 무리하게 올린 후, 일정 시간이 흘러 RET 일렉트로드의 온도가 상승하고 나면 잊지 말고 원상태로 인텐서티를 낮춰줘야 합니다. 혹시 인텐서티 조절이 늦어지거나, 잊어버릴 경우, 처음부터 진행하고 있던 치료의 의도와는 전혀 다른 고열 치료를 하게 되는 것이며, RET의 특성상 환자는 신체 내부, 심부 조직에서 화상을 입을 수도 있습니다. 결과적으로 히트크레바스를 인식하는 순간부터 치료사에게 요구되는 육체적, 정신적 긴장도는 더 높아질 수밖에 없습니다.

인텐서티를 올리는 방법 보다 조금 번거롭지만, 안전한 방법은 리턴 플레이트의 위치를 옮겨주는 것입니다. CET 적용 시 세팅되어 있던 위치에서 조금 더 환부와 가깝게 리턴 플레이트를 옮겨 RET 일렉트로드와의 거리를 좁혀주는 것입니다. 이 경우 테카에너지의 작용 범위가 집중되면서 열 단절 단계의 시간을 조금 더 줄여 줄 수 있습니다. 하지만 RET 일렉트로드와 리턴 플레이트의 거리를 좁혀서 진행하는 것이 치료의 방향 및 목적과 부합하지 않는 경우에는 적용하기가 곤란합니다.

그런데 여기서 한 가지 고민해봐야 할 점이 있습니다. CET에서 RET로 전환할 때 환자가 경험하는 열 단절을 굳이 없애려고 노력할 필요가 있을까요? 다시 원래의 열감으로 회복되는 약 30초에서 1분 사이의 열 단절 구간 동안 잠시 러빙의 속도를 늦춘 채, 치료사의 매뉴얼 테크닉이나 엑서사이즈를 적용해보는 것은 어떨까요? CET의 적용을 통해 변화된 조직의 상태를 체크하거나 환자의 통증 경감 정도를 확인해 보는 것도 의미가 있을 것입니다. 또한 다시 온도가 올라가면서 이어지게 될 RET 치료 구간을 준비하는 시간으로 활용할 수도 있습니다.

무엇보다 중요한 것은, 치료사가 이러한 열 단절 현상에 대한 사전 지식 및 이해를 가지고 있지 않다면, CET와 RET를 전환하고 조화롭게 병용하는 데 있어 생각지도 못한 문제를 경험하게 될 수 있다는 점입니다. 또한, 열 단절에 대한 환자의 요청 (온도를 더 올려달라는 요구 등)들을 아무 생각 없이 수용하게 될 경우, 어느 순간 치료의 주도권은 환자에게로 넘어가게 됩니다. 그러다 보면 치료사의 의도, 계획과는 다르게 점점 테카테라피와는 거리가 먼 방식으로 치료가 진행될 수도 있습니다.

지금까지 설명한 '인텐서티의 메커니즘', '세 가지의 옴(Ω)' 그리고 'CET와 RET의 조화'에 대한 내용들은 테카테라피를 처음 접한 분들에게는 생소할 수 있는 내용들입니다. 하지만 테카테라피를 임상에 적용하고 어느 정도 시간이 흐른 뒤에는 한 번쯤 고민해봐야 할 '화두'와 같은 내용들입니다. 그러한 고민의 시간을 보내고 나면 어떠한 질환, 어떠한 환자에게도 자신 있게 테카테라피를 적용할 수 있는 실력과 확신을 갖출 수 있게 될 것입니다. 위에서 설명한 내용들을 바탕으로 환자에게 테카테라피를 적용함에 있어 거치게 되는 치료의 의사결정 과정을 그림으로 정리하면서 제 2 장을 마무리하도록 하겠습니다.

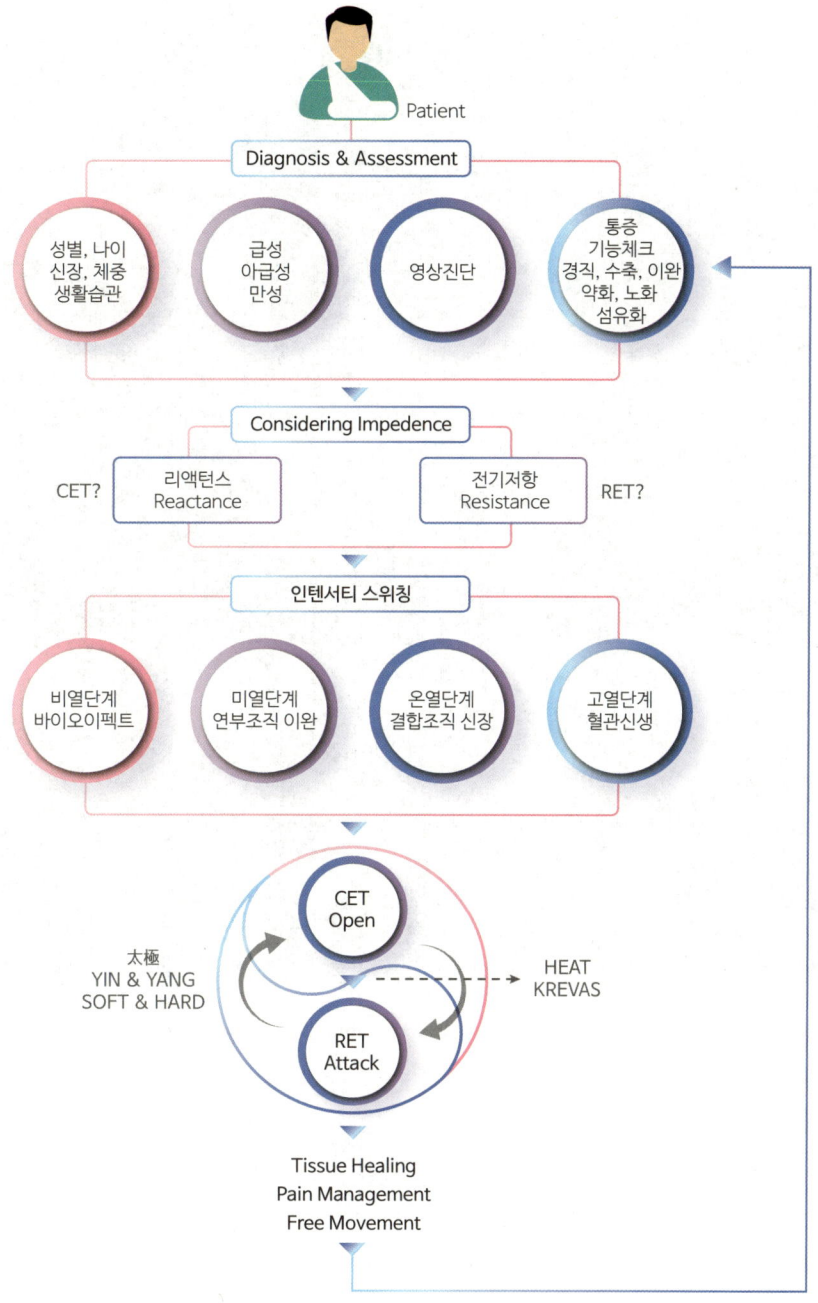

그림 2-13 테카테라피 적용을 위한 치료의 의사결정 흐름

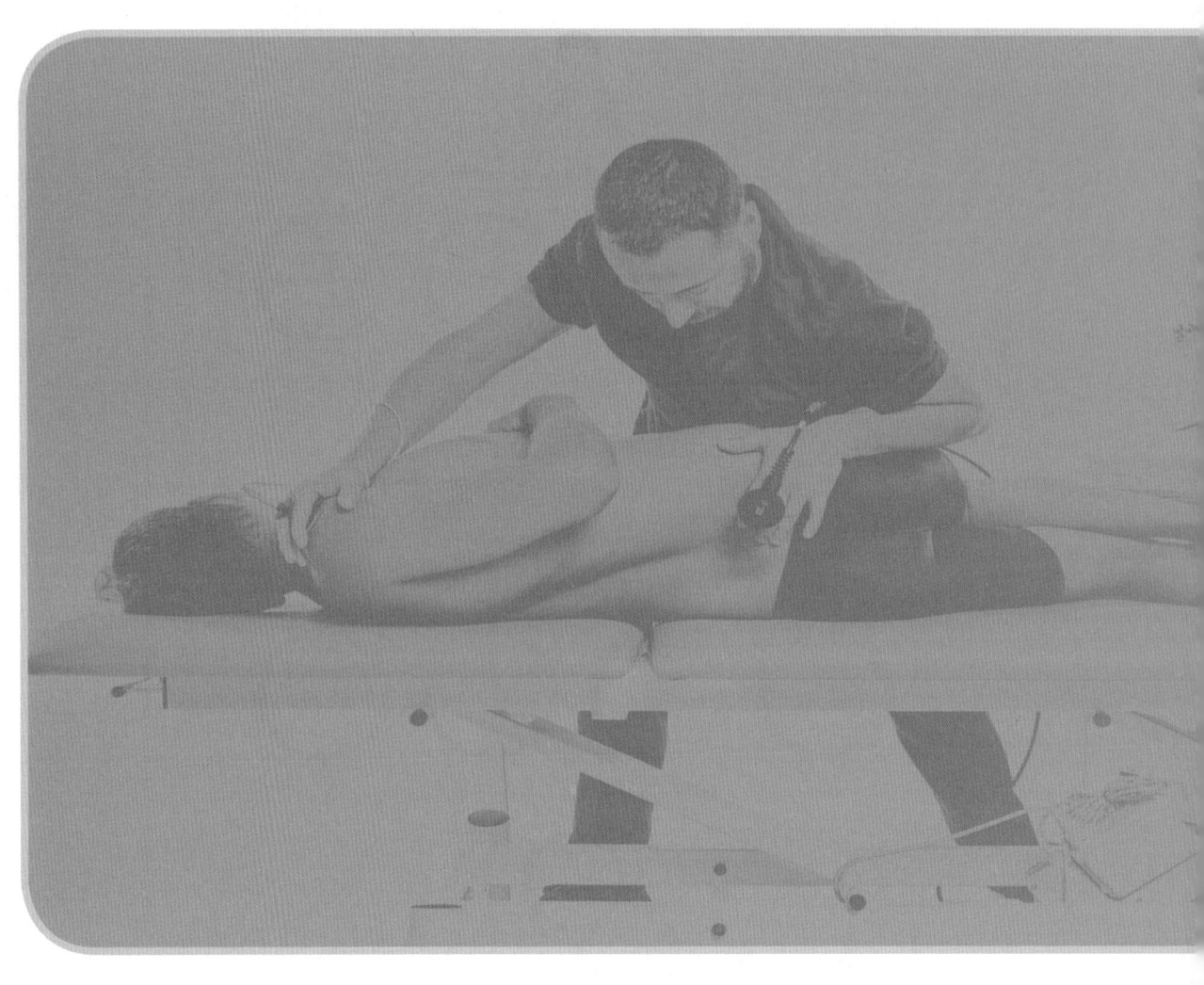

제3장

실전 테카테라피
: 하지 주요 근육

하지의 근골격계 질환 치료에 있어서 상지와 마찬가지로 근육조직 및 결합조직의 경직, 단축 및 구조적 변형 등을 해결하는 것은 매우 중요합니다. 이번 장에서는 실전 테카테라피 제 1 권 상지편 에서와 같이 하지의 주요 근육별 이완 및 스트레칭 방법과 함께 어떻게 테카테라피를 적용하는지 살펴보도록 하겠습니다. 소개된 방법들은 하지의 개별 근육 문제를 해결할 수 있을 뿐 아니라, 하지 주요 질환의 치료 시 여러 연관 근육들의 문제를 해결하는 데 있어서도 유용하게 사용할 수 있습니다.

1 장요근, 엉덩허리근 - Iliopsoas

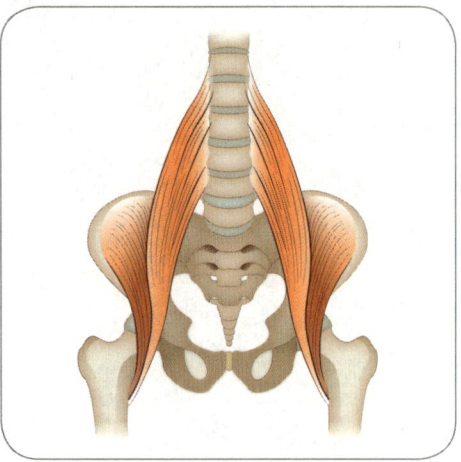

그림 3-1. 장요근

- **기시** : (1) 대요근, 큰허리근, Psoas major : 제12흉추 추체~ 제4요추 추체, 제12흉추~ 제4요추 사이 추간판, 요추1~5번 사이 횡돌기
  T12-L4 Vertebral bodies, T12-L4 Intervertebral discs, L1-L5 transverse processes

  (2) 장근, 엉덩근, Iliacus : 장골와 Iliac fossa
- **정지** : 대퇴골 소전자 lesser trochanter of femur
- **신경** : (1) 대요근, 큰허리근, Psoas major : 제1 - 3 요추 신경
  L1-L3 nerves

  (2) 장근, 엉덩근, Iliacus : 대퇴신경 Femoral nerve (L2-L4)
- **깊이** : Deep
- **기능** : 근위부(허리, 골반)가 고정된 상태에서는 고관절의 굴곡과 외회전을 만듭니다. 원위부가 (대퇴골) 고정된 상태에서는 체간의 굴곡을 만들고, 똑바로 서 있을 시 정상적 요추의 전만을 유지해주는 자세근육 역할을 합니다.
- **관련된 질환** : Iliopsoas syndrome, Spondylolisthesis

장요근 치료포인트

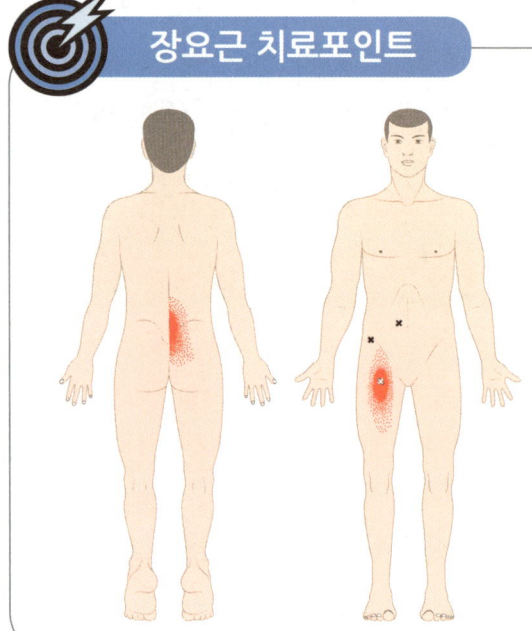

장요근은 허리와 골반 앞쪽에 있으며 단축되기 쉬운 근육입니다. 요추, 골반 그리고 대퇴골 사이의 근육들 중 3개의 뼈를 연결한 유일한 근육으로, 골반대의 자세와 움직임에 많은 영향을 줍니다. 장요근의 단축은 요추 전만(Lumbar Lordosis)을 유발하여 허리와 고관절 앞쪽 부위 통증을 유발합니다. 또한 서혜부와 허벅지 상부 위쪽 부위 통증도 장요근의 문제일 수 있으므로, 통증 유발점을 이완해 준 후 강화하여야 합니다.

그림 3-2. 장요근 연관 통증 유발점 및 방사통

● Releasing & Stretching 실제 적용

 Time: 8min

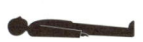 누운 자세   40~30%   Deep CET 4분   RET 2분   스트레칭 2분

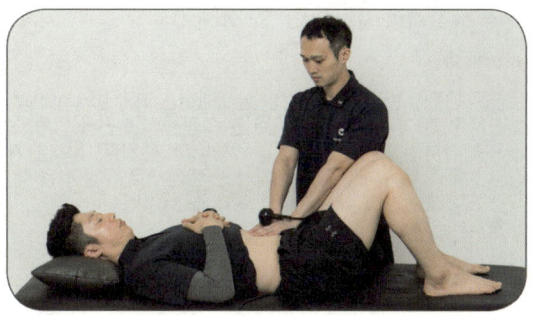

1 기본 포지션 Basic Position
- 환자자세 : Supine Position
- 플레이트 : Mid Back
- 적용방식 : TECAR 1.0

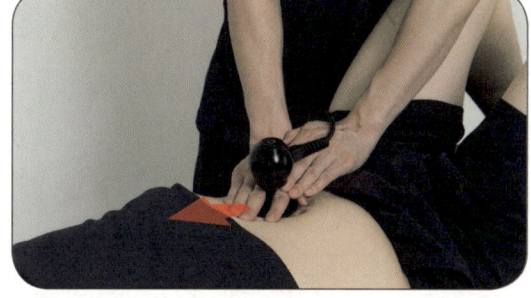

2 이완 Releasing
- 적용방법 : Deep CET 4분
- 인텐서티 : 40~30%
- 시행방법 : 기본 포지션에서 기시, 정지 방향으로 직선 러빙 왕복

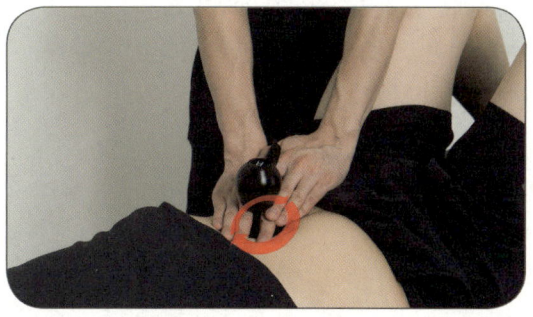

3 통증유발점 Trigger Point
- 적용방법 : RET 2분
- 인텐서티 : 40~30%
- 시행방법 : 장요근의 통증 유발점 치료, 원형 회전러빙

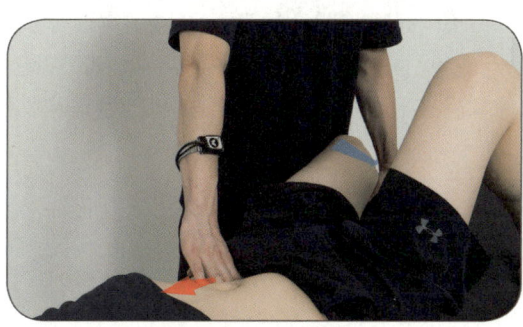

4 스트레칭 Stretching
- 적용방법 : RET, Bracelet 2분
- 인텐서티 : 30%
- 시행방법 : 장요근 스트레칭 고관절 신전

2 대둔근, 큰볼기근 - Gluteus maximus

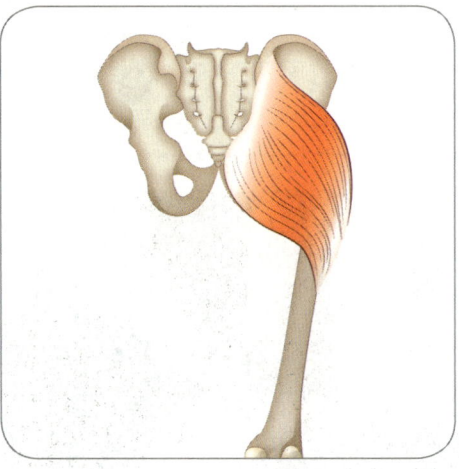

그림 3-3. 대둔근

- **기시**: 천골과 꼬리뼈, 장골 뒤쪽면, 흉요근막, 천결절인대
  sacrum and coccyx, ilium, thoraco-lumbar fascia, Sacro-tuberous ligament
- **정지**: 장경인대, 대퇴골의 둔근조면
  Iliotibial tract, gluteal tuberosity of femur
- **신경**: 하둔신경(제 5 요추, 제 1~2 신경)
  Inferior gluteal nerve(L5, S1, S2 nerves)
- **깊이**: Superficial
- **기능**: 대둔근은 근위부(골반)가 고정된 상태에서는 고관절의 신전과, 외회전을 만듭니다. 대둔근의 상부는 고관절의 외전을 만들고, 대둔근의 하부는 고관절의 내전을 만듭니다. 원위부(대퇴골)가 고정된 상태에서는 체간이 굴곡에서 신전 자세로 되돌아 올 때, 슬곡근과 함께 골반의 후방 경사를 도와 체간을 바르게 세우는 역할을 합니다.
- **관련된 질환**: Gluteal tendinopathy, Gluteal bursitis

 **대둔근 치료포인트**

대둔근은 천골과 장골 뒤쪽에 있으며 약화되고 굳어지기 쉬운 근육입니다. 대둔근의 약화와 굳어짐은 고관절의 신전과 내회전을 만들어 골반의 후방 경사와 족부의 내측 아치 부위를 무너지게 합니다. 이는 둔부와 족부에 통증을 유발할 수 있습니다. 이외에도 천골 아래, 하부 엉덩이, 고관절 부위에 통증이 있다면 대둔근에 문제가 있는지 확인하고, 통증 유발점을 이완해 준 후 강화해야 합니다.

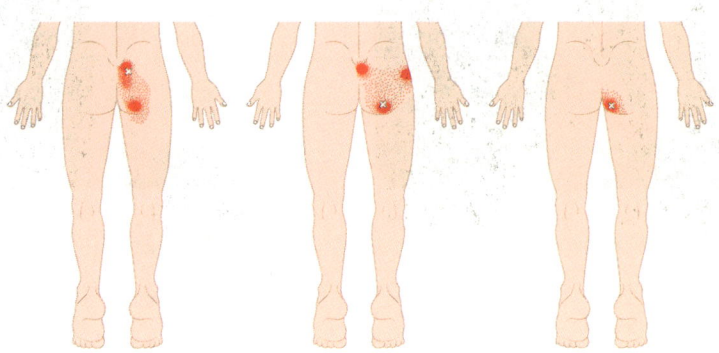

그림 3-4. 대둔근 연관 통증 유발점 및 방사통

● **Releasing & Stretching 실제 적용**  Time: 7min

 엎드린 자세   40~30%   CET 2분   RET 3분   스트레칭 2분

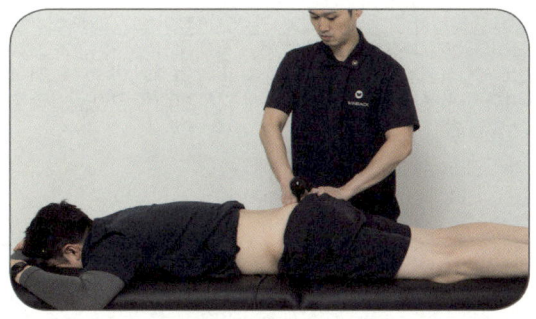

1 기본 포지션 Basic Position
- 환자자세 : Prone Position
- 플레이트 : Mid Abdominal
- 적용방식 : TECAR 1.0

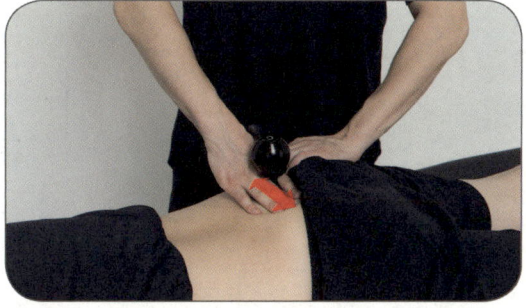

2 이완 Releasing
- 적용방법 : CET 2분
- 인텐서티 : 40~30%
- 시행방법 : 기본 포지션에서 기시 부위인 장골 내측 3분의1, 천골 주변 러빙 왕복

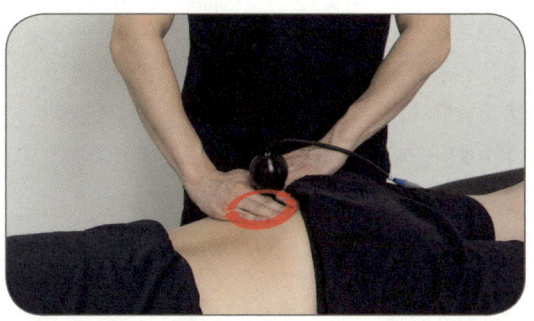

3 통증유발점 Trigger Point
- 적용방법 : RET 3분
- 인텐서티 : 40~30%
- 시행방법 : 대둔근의 통증 유발점 치료, 원형 회전러빙

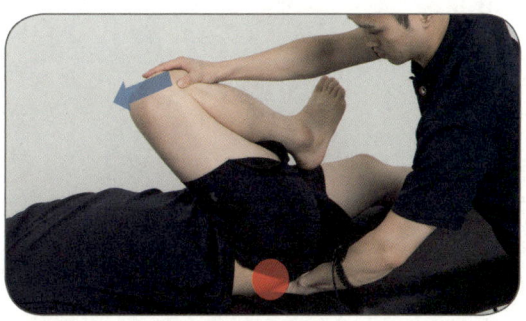

4 스트레칭 Stretching
- 적용방법 : RET, Bracelet 2분, Supine Position (Mid back)
- 인텐서티 : 30%
- 시행방법 : Supine Position으로 자세 변화 후, 대둔근 스트레칭, 고관절 굴곡

3. 소둔근, 작은둔부근 - Gluteus minimus

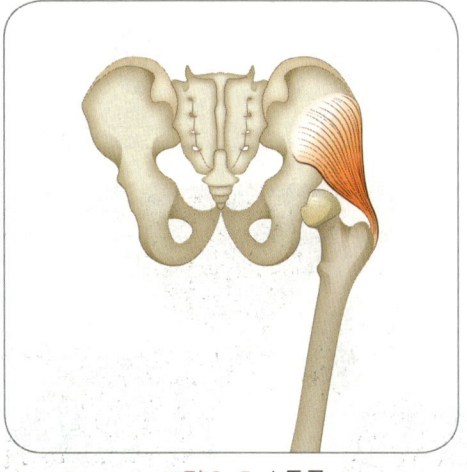

- **기시**: 장골의 둔근면 Gluteal surface of ilium
- **정지**: 대퇴골의 대전자 greater trochanter of femur
- **신경**: 상둔신경(제4요추 ~ 제1천골 신경) Superior gluteal nerve (L4-S1)
- **깊이**: Deep
- **기능**: 근위부(골반)가 고정된 상태에서는 고관절의 외전과 내회전을 만듭니다. 원위부(대퇴골)가 고정된 상태에서는 중둔근과 함께 골반의 경사(Tilt)를 만들고, 보행 시 동측 하지의 안정성을 만들어 편측 하지를 들어 앞으로 나갈 수 있게 반대쪽 골반을 올려주는 역할을 합니다.
- **관련된 질환**: Gluteal tendinopathy, Superior gluteal nerve palsy

그림 3-5. 소둔근

 **소둔근 치료포인트**

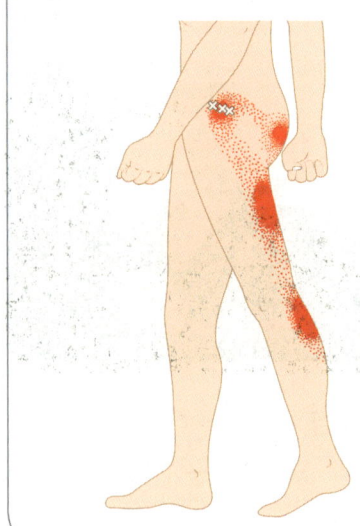

소둔근은 장골 측면에 있으며 약화되고 굳어지기 쉬운 근육입니다. 소둔근의 약화와 굳어짐은 보행 사이클 중 입각기 때 측면의 안정성을 만들지 못해 골반을 옆으로 빠지게 만들어 고관절 통증을 유발합니다. 고관절, 둔부 그리고 허벅지 뒤쪽에 통증이 있다면 소둔근에 문제가 있는지 확인하고 통증 유발점을 이완해 준 후 강화해야 합니다.

그림 3-6. 소둔근 연관 통증 유발점 및 방사통

● Releasing & Stretching 실제 적용

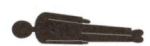 옆으로 누운 자세   40~30%   Deep CET 2분   RET 3분   스트레칭 2분

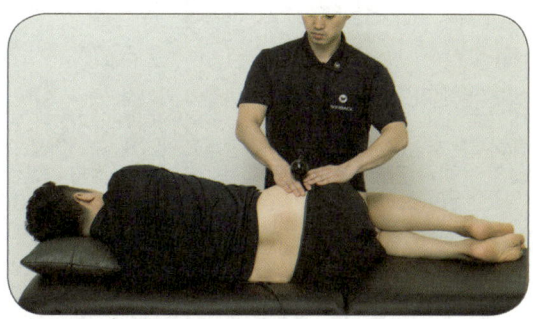

1 기본 포지션 Basic Position
- 환자자세 : Supine Position
- 플레이트 : Lateral Side Abdominal
- 적용방식 : TECAR 1.0

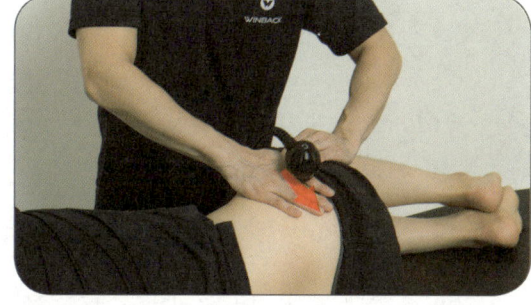

2 이완 Releasing
- 적용방법 : Deep CET 2분
- 인텐서티 : 40~30%
- 시행방법 : 기본 포지션에서 기시, 정지 방향으로 직선 러빙 왕복

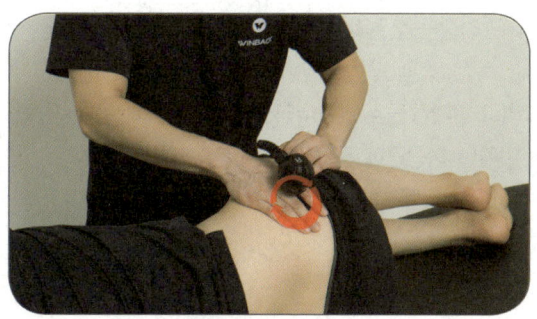

3 통증유발점 Trigger Point
- 적용방법 : RET 3분
- 인텐서티 : 40~30%
- 시행방법 : 소둔근의 통증 유발점 치료, 원형 회전러빙

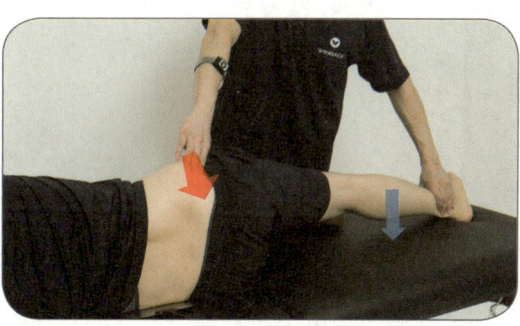

4 스트레칭 Stretching
- 적용방법 : RET 2분
- 인텐서티 : 30%
- 시행방법 : 소둔근 스트레칭. 고관절 외회전, 내전

4 이상근, 궁둥구멍근 - Piriformis

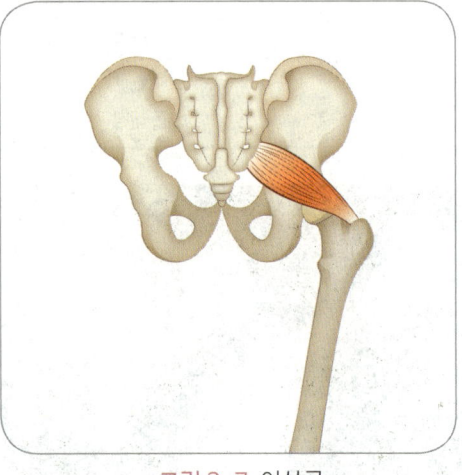

- **기시** : 천골의 전면 (제2~4번 천골 사이) Anterior surface of the sacrum (S2 ~ S4)
  /장골의 둔부면 (후하장 골극 근처) Gluteal surface of ilium
  /천결절 인대 Sacrotuberous ligament
- **정지** : 대퇴골의 대전자 첨부 Apex of Greater trochanter
- **신경** : 제5요추, 제1, 2천골신경 L5, S1, S2 nerves
- **깊이** : Deep
- **기능** : 근위부(골반)가 고정된 상태에서 고관절의 외회전, 그리고 고관절이 굴곡하는 동안 외전을 만듭니다. 원위부(대퇴골)가 고정된 상태에서는 후경(Retroversion)을 만들고, 서 있는 자세에서 고관절의 대퇴골두가 관절구에 고정될 수 있도록 고관절의 안정성을 만들어 줍니다.
- **관련된 질환** : Piriformis syndrome, Total hip replacement

그림 3-7. 이상근

이상근 치료포인트

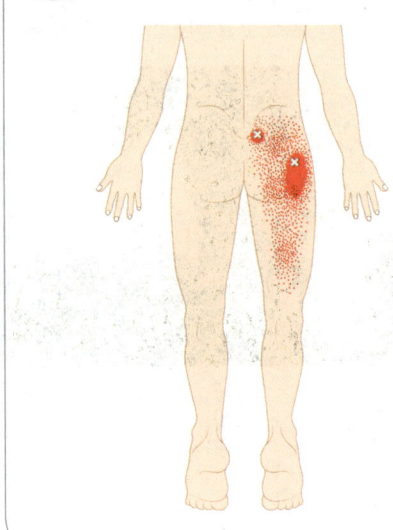

이상근은 천골 측면에 있으며 단축되기 쉬운 근육입니다. 이상근의 단축은 이상근을 통과하거나 뒤쪽 아래 공간을 지나가는 좌골신경, 동맥, 정맥 및 음부신경을 압박하여 둔부의 통증과 약화 그리고 방사통을 유발합니다. 허벅지 뒤쪽과 둔부 쪽에 통증이 있다면 이상근에 문제가 있는지 확인하고 통증 유발점을 이완해 준 후 강화해야 합니다.

그림 3-8. 이상근 연관 통증 유발점 및 방사통

● Releasing & Stretching 실제 적용  Time: 7min

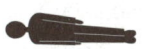 옆으로 누운 자세　 40~30%　 Deep CET 2분　 RET 3분　 스트레칭 2분

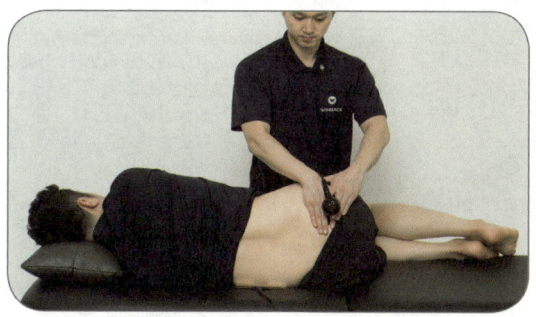

1 기본 포지션 Basic Position
- 환자자세 : Side Position
- 플레이트 : Lateral Side Abdominal
- 적용방식 : TECAR 1.0

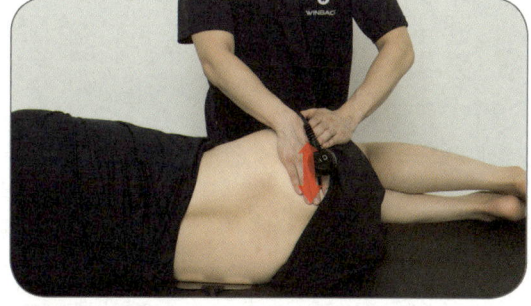

2 이완 Releasing
- 적용방법 : Deep CET 2분
- 인텐서티 : 40~30%
- 시행방법 : 기본 포지션에서 천골 측면 위주로 러빙 왕복

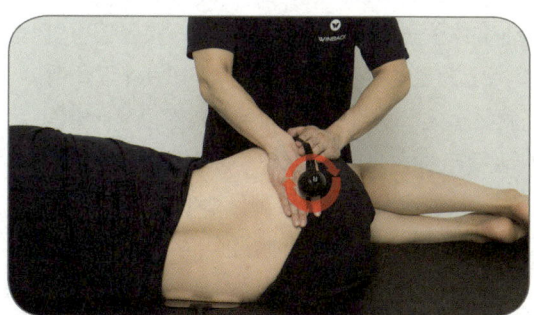

3 통증유발점 Trigger Point
- 적용방법 : RET 3분
- 인텐서티 : 40~30%
- 시행방법 : 이상근의 통증 유발점 치료, 원형 회전러빙

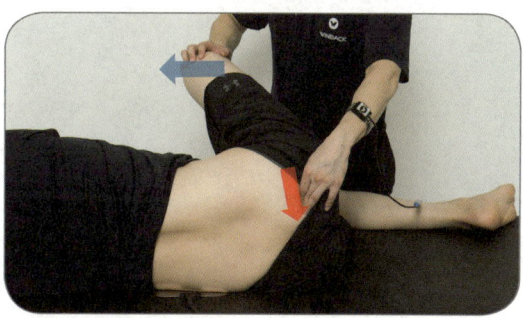

4 스트레칭 Stretching
- 적용방법 : RET 2분
- 인텐서티 : 30%
- 시행방법 : 이상근 스트레칭, 고관절 굴곡, 외회전

5 대퇴직근, 넙다리곧은근 - Rectus femoris

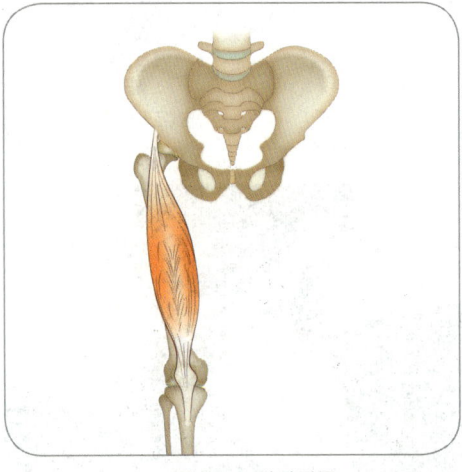

- **기시** : 전하장골극, 절구위고랑
  Anterior inferior iliac spine, supra-acetabular groove
- **정지** : 경골조면, 슬개골 Tibial tuberosity, patella
- **신경** : 대퇴신경(제 2~4 요추 신경) Femoral nerve(L2~4 nerves)
- **깊이** : Superficial
- **기능** : 근위부(골반)가 고정된 상태에서 고관절의 굴곡, 슬관절의 신전을 동시에 만듭니다. 보행 시 중간 유각기(Mid Swing Phase) 단계의 뒤에 있는 하퇴 부위를 슬관절 신전으로 끌고 옵니다. 원위부가(대퇴골)가 고정된 상태에서는 골반의 전방경사를 만들고, 서 있는 자세에서 슬개골을 당겨 슬관절의 안정성을 만들어 줍니다.
- **관련된 질환** : Patellofemoral pain syndrome, Osteoarthritis

그림 3-9. 대퇴직근

 **대퇴직근 치료포인트**

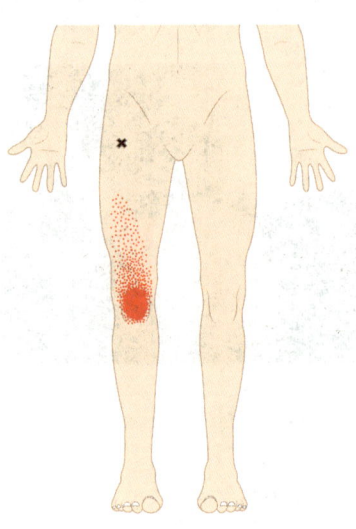

대퇴직근 (대퇴사두근 그룹)은 대퇴골의 전면에 있으며 약화되고 굳어지기 쉬운 근육입니다. 대퇴직근의 단축은 골반의 전방 경사와 무릎관절의 반장슬을 만듭니다. 이는 서 있을 때 슬개골의 안정성을 감소시켜 고관절과 무릎의 통증을 유발합니다. 슬개골 주변, 슬관절 위쪽 부위에 통증이 있거나 보행 중 무릎에 통증이 생긴다면 대퇴직근에 문제가 있는지 확인하고 통증 유발점을 이완해 준 후 강화해야 합니다.

그림 3-10. 대퇴직근 연관 통증 유발점 및 방사통

● Releasing & Stretching 실제 적용  Time: 8min

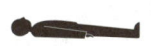 누운 자세   40~30%   CET 4분   RET 2분   스트레칭 2분

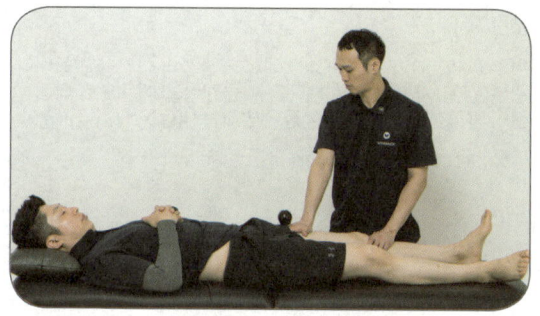

1 기본 포지션 Basic Position
- 환자자세 : Supine Position
- 플레이트 : Mid Back
- 적용방식 : TECAR 1.0

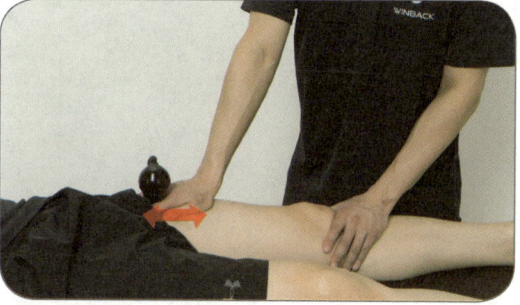

2 이완 Releasing
- 적용방법 : CET 4분
- 인텐서티 : 40~30%
- 시행방법 : 기본 포지션에서 기시,
  정지 방향으로 직선 러빙 왕복

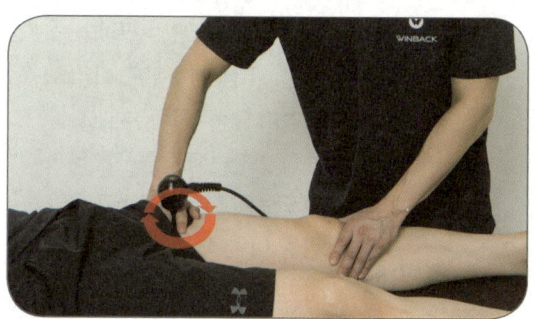

3 통증유발점 Trigger Point
- 적용방법 : RET 2분
- 인텐서티 : 40~30%
- 시행방법 : 대퇴직근 통증 유발점 치료,
  원형 회전 러빙

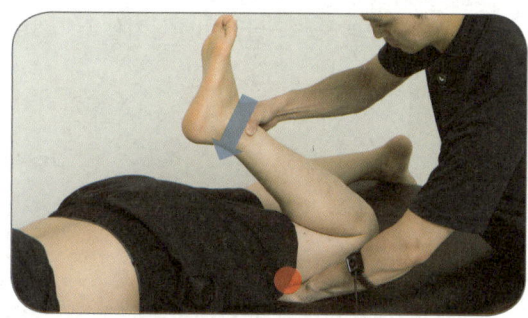

4 스트레칭 Stretching
- 적용방법 : RET, Bracelet 2분
  Prone Position
  (Mid Abdominal)
- 인텐서티 : 30%
- 시행방법 : Prone Position으로 자세 변화 후
  대퇴직근 스트레칭, 슬관절 굴곡

6 내측광근, 안쪽넓은근 - Vastus medialis

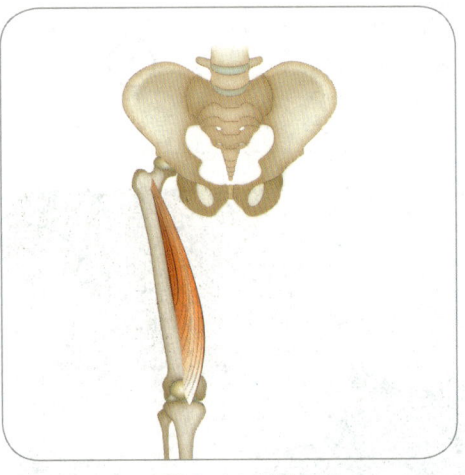

- **기시:** 전자간선, 치골근선, 조선, 대퇴내측상과선
  Intertrochanteric line, pectineal line of femur, linea aspera, medial supracondylar line of femur
- **정지:** 경골조면, 슬개골 Tibial tuberosity, patella
- **신경:** 대퇴신경 (제 2~4 요추 신경) Femoral nerve (L2~4 nerves)
- **깊이:** Deep
- **기능:** 근위부 (대퇴골)가 고정된 상태에서 슬관절의 신전을 만듭니다. 원위부(경골)가 고정된 상태에서는 슬개골을 내측으로 당겨 슬관절의 안정성을 만들어 부상을 예방하는 역할을 합니다.
- **관련된 질환:** Osteoarthritis, Chondromalacia

그림 3-11. 내측광근

 **내측광근 치료포인트**

내측광근 (대퇴사두근 그룹)은 대퇴골의 전면 내측에 있으며 약화되고 굳어지기 쉬운 근육입니다. 내측광근의 약화는 보행 중 슬개골 위치를 유지할 수 있게 해주는 안정성을 감소시켜 슬관절에 통증을 유발합니다. 슬개골, 무릎 내측부위 그리고 허벅지 앞쪽, 안쪽 부위에 통증이 있다면 내측광근에 문제가 있는지 확인하고 통증유발점을 이완 해준 후 강화해야 합니다.

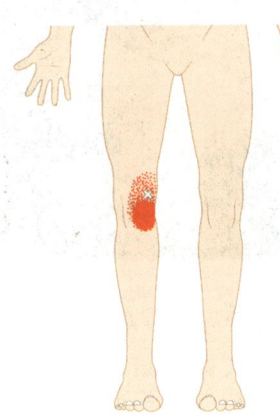 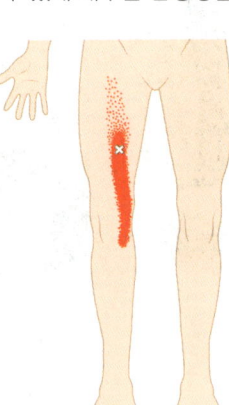

그림 3-12. 내측광근 연관 통증 유발점 및 방사통

● **Releasing & Stretching 실제 적용**  Time: 8min

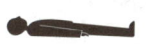 누운 자세   40~30%   Deep CET 4분   RET 2분   스트레칭 2분

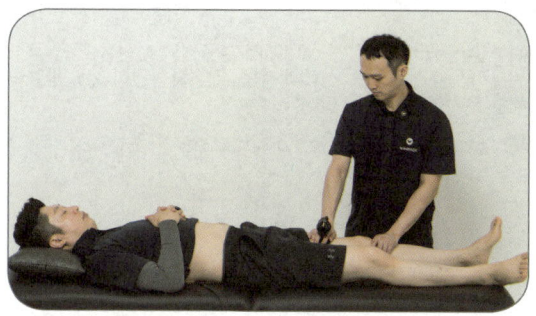

1 기본 포지션 Basic Position
- 환자자세 : Supine Position
- 플레이트 : Mid Back
- 적용방식 : TECAR 1.0

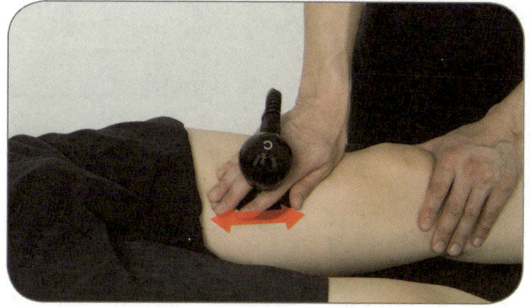

2 이완 Releasing
- 적용방법 : Deep CET 4분
- 인텐서티 : 40~30%
- 시행방법 : 기본 포지션에서 기시, 정지 방향으로 직선 러빙 왕복

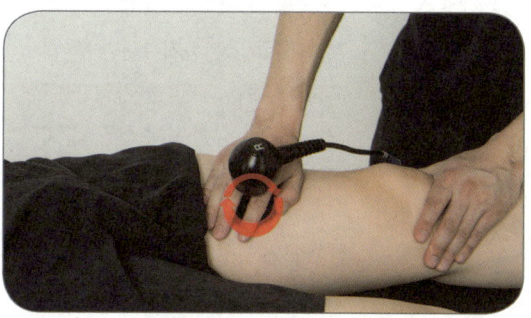

3 통증유발점 Trigger Point
- 적용방법 : RET 2분
- 인텐서티 : 40~30%
- 시행방법 : 내측광근의 통증 유발점 치료, 원형 회전 러빙

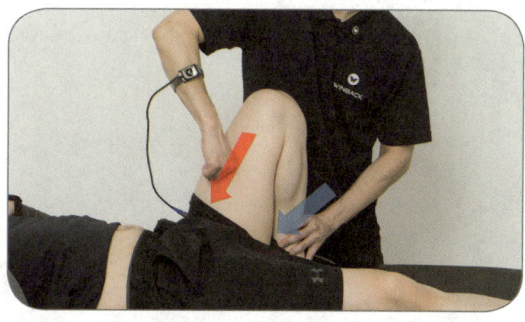

4 스트레칭 Stretching
- 적용방법 : RET, Bracelet 2분
- 인텐서티 : 30%
- 시행방법 : 내측광근 스트레칭, 슬관절 굴곡, 고관절 90도 굴곡

7 외측광근, 가쪽넓은근 - Vastus lateralis

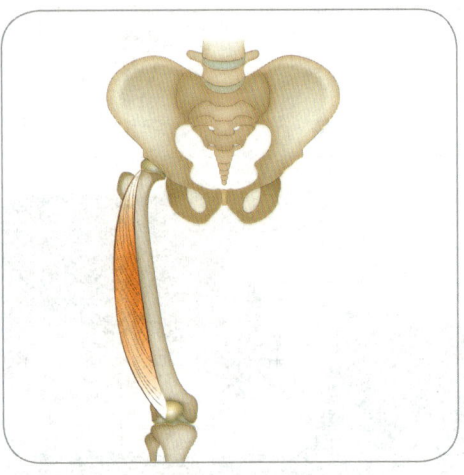

- **기시** : 전자간선, 치골근선, 대전자, 둔근조면, 조선
  Intertrochanteric line, greater trochanter, gluteal tuberosity, linea aspera
- **정지** : 경골조면, 슬개골 Tibial tuberosity, patella
- **신경** : 대퇴신경 (제 2~4 요추 신경) Femoral nerve (L2~4 nerves)
- **깊이** : Deep
- **기능** : 근위부(대퇴골)가 고정된 상태에서 슬관절의 신전을 만듭니다. 원위부(경골)가 고정된 상태에서는 무릎을 신전하여 슬관절의 자세를 유지하는 역할을 합니다.
- **관련된 질환** : Osteoarthritis, Chondromalacia

그림 3-13. 외측광근

 **외측광근 치료포인트**

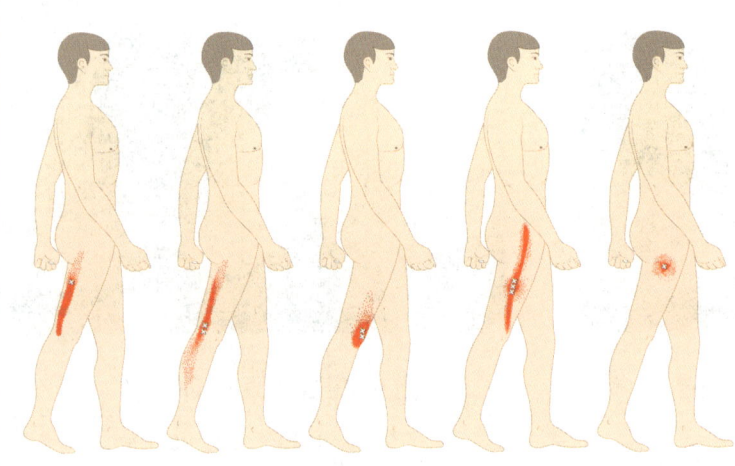

외측광근 (대퇴사두근 그룹)은 대퇴골의 전면 외측에 있으며 약화되고 굳어지기 쉬운 근육입니다. 대퇴사두근 중 가장 크고 가장 힘이 강한 외측광근의 약화는, 보행 중 무릎의 안정성을 감소시켜 무릎 통증을 유발합니다. 무릎 바깥쪽과 허벅지 앞쪽 바깥쪽 부위에 통증이 있다면 외측광근에 문제가 있는지 확인하고 통증 유발점을 이완해 준 후 강화해야 합니다.

그림 3-14. 외측광근 연관 통증 유발점 및 방사통

● Releasing & Stretching 실제 적용

Time: 8min

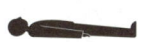 누운 자세   40~30%   Deep CET 4분   RET 2분   스트레칭 2분

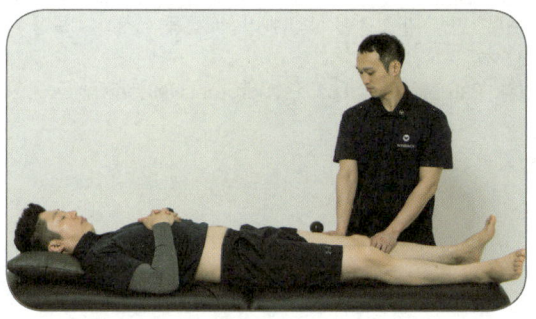

1. 기본 포지션 Basic Position

- 환자자세 : Supine Position
- 플레이트 : Mid Back
- 적용방식 : TECAR 1.0

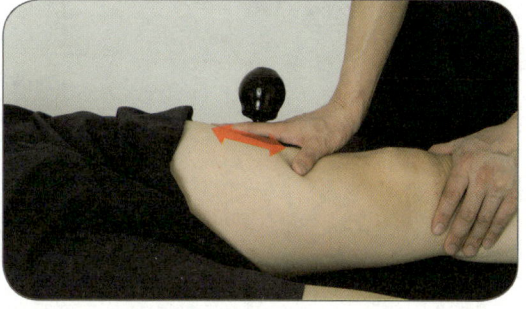

2. 이완 Releasing

- 적용방법 : Deep CET 4분
- 인텐서티 : 40~30%
- 시행방법 : 기본 포지션에서 기시, 정지 방향으로 직선 러빙 왕복

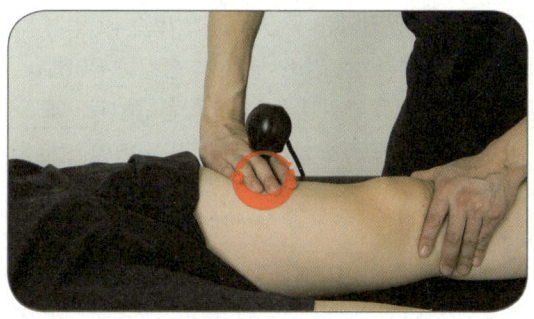

3. 통증유발점 Trigger Point

- 적용방법 : RET 2분
- 인텐서티 : 40~30%
- 시행방법 : 외측광근의 통증 유발점치료, 원형 회전러빙

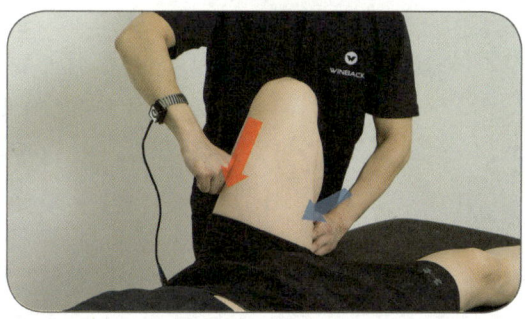

4. 스트레칭 Stretching

- 적용방법 : RET, Bracelet 2분
- 인텐서티 : 30%
- 시행방법 : 외측광근 스트레칭, 슬관절 굴곡, 고관절 90도 굴곡

8 중간광근, 중간넓은근 - Vastus intermedius

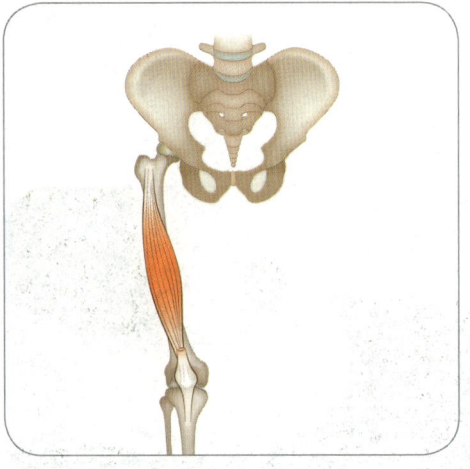

- **기시** : 대퇴골간의 앞쪽 면 Anterior surface of femoral shaft
- **정지** : 경골조면, 슬개골 Tibial tuberosity, patella
- **신경** : 대퇴신경 (제 2~4 요추 신경) Femoral nerve (L2~4 nerves)
- **깊이** : Deep
- **기능** : 근위부 (대퇴골)가 고정된 상태에서 슬관절의 신전을 만듭니다. 원위부 (경골)가 고정된 상태에서는 무릎을 신전하여 보행 시 안정성을 만들어 줍니다.
- **관련된 질환** : Patellofemoral pain syndrome, Osteoarthritis

그림 3-15. 중간광근

 **중간광근 치료포인트**

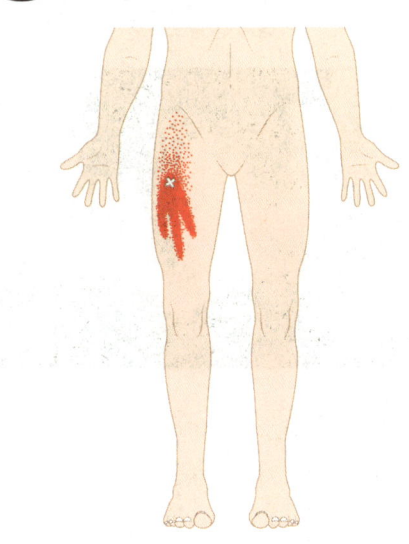

중간광근 (대퇴사두근 그룹)은 대퇴골의 전면에 있으며 약화되고 굳어지기 쉬운 근육입니다. 중간광근의 약화는 서 있거나 보행할 때 무릎의 안정성을 감소시켜 무릎 통증을 유발합니다. 무릎 및 허벅지 앞쪽 부위에 통증이 있다면 중간광근에 문제가 있는지 확인하고 통증 유발점을 이완 해 준 후 강화해야 합니다.

그림 3-16. 중간광근 연관 통증 유발점 및 방사통

● **Releasing & Stretching 실제 적용**  Time: 8min

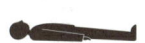 누운 자세   40~30%   Deep CET 4분   RET 2분   스트레칭 2분

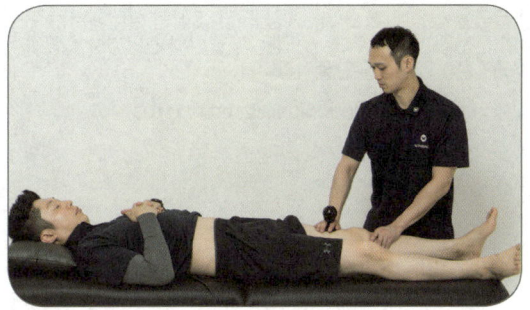

1 기본 포지션 Basic Position

- 환자자세 : Supine Position
- 플레이트 : Mid Back
- 적용방식 : TECAR 1.0

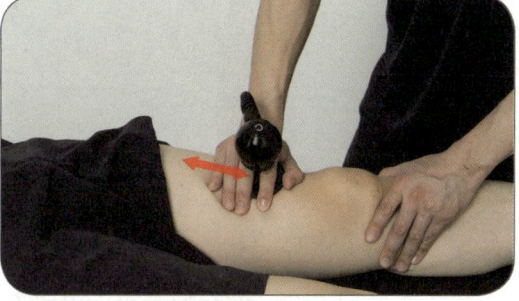

2 이완 Releasing

- 적용방법 : Deep CET 4분
- 인텐서티 : 40~30%
- 시행방법 : 기본 포지션에서 기시, 정지 방향으로 직선 러빙 왕복

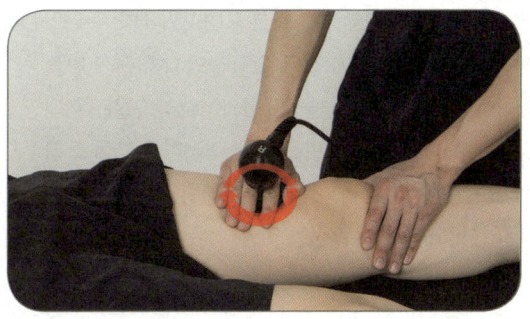

3 통증유발점 Trigger Point

- 적용방법 : RET 2분
- 인텐서티 : 40~30%
- 시행방법 : 중간광근의 통증 유발점 치료, 원형 회전러빙

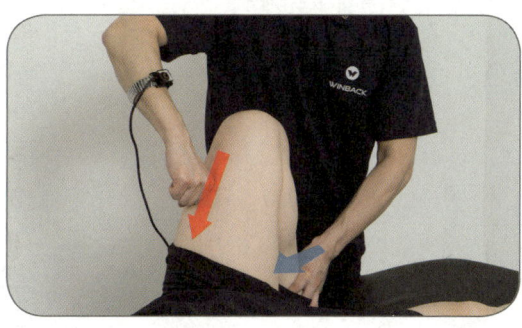

4 스트레칭 Stretching

- 적용방법 : RET, Bracelet 2분
- 인텐서티 : 30%
- 시행방법 : 중간광근 스트레칭, 슬관절 굴곡, 고관절 90도 굴곡

9 반막상근, 반막모양근 - Semimembranosus

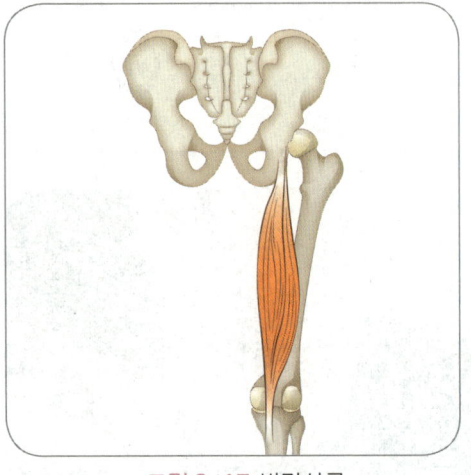

- **기시** : 좌골결절 Ischial tuberosity
- **정지** : 경골의 내측과 Medial condyle of tibia
- **신경** : 좌골신경 (제 5 요추 ~ 제 2 천추 신경) sciatic nerve (L5~S2)
- **깊이** : Deep
- **기능** : 근위부 (골반)가 고정된 상태에서는 고관절의 내회전과 슬관절의 굴곡을 만듭니다. 원위부 (경골)가 고정된 상태에서는 고관절의 신전을 만들어 주고, 서 있을 때 골반의 전방경사를 막아주며 고관절의 안정성을 만들어줍니다.
- **관련된 질환** : Hamstring tendonitis, Hamstring tear

그림 3-17 반막상근

 **반막상근 치료포인트**

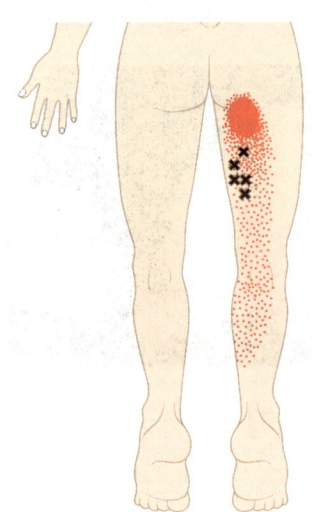

반막상근 (슬곡근 그룹)은 대퇴골의 후면 내측에 있고 반건상근보다 심부에 있는 근육으로 약화되고 굳어지기 쉬운 근육입니다. 반막상근의 약화와 굳어짐은 고관절의 내회전을 만들어 O다리, X다리 그리고 반장슬 (Back Knee)과 같은 휜다리 그리고 골반의 후방 경사를 만듭니다. 이러한 문제들과 함께 허벅지 뒤쪽 안쪽 부위에 통증이 있다면 반막상근에 문제가 있는지 확인하고 통증 유발점을 이완해 준 후 강화해야 합니다.

그림 3-18 반막상근 연관 통증 유발점 및 방사통

● **Releasing & Stretching 실제 적용**  Time: 8min

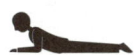 엎드린 자세　 40~30%　 Deep CET 4분　 RET 2분　 스트레칭 2분

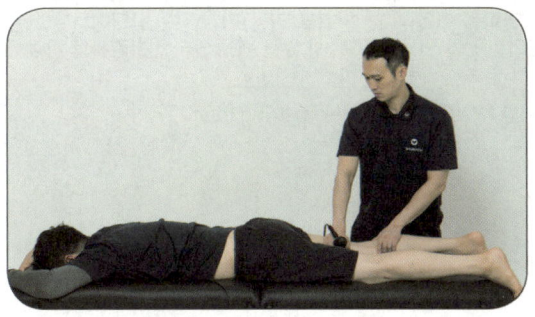

1 기본 포지션 Basic Position

- 환자자세 : Prone Position
- 플레이트 : Mid Abdominal
- 적용방식 : TECAR 1.0

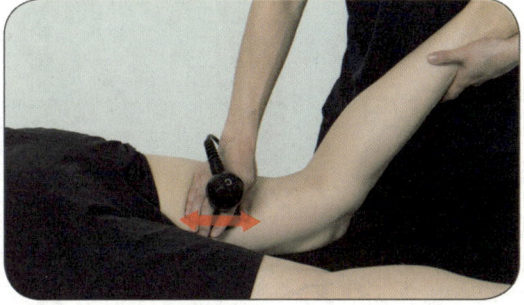

2 이완 Releasing

- 적용방법 : Deep CET 4분
- 인텐서티 : 40~30%
- 시행방법 : 기본 포지션에서 기시, 정지 방향으로 직선 러빙 왕복

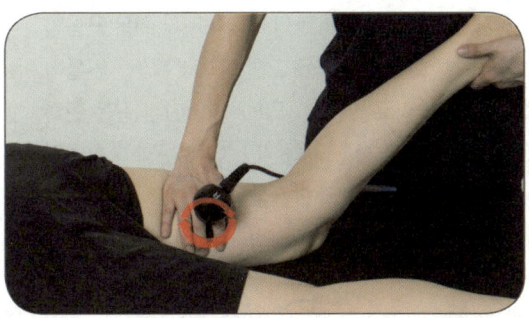

3 통증유발점 Trigger Point

- 적용방법 : RET 2분
- 인텐서티 : 40~30%
- 시행방법 : 반막상근의 통증 유발점 치료, 원형 회전 러빙

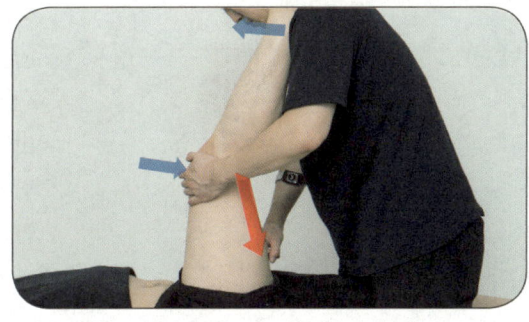

4 스트레칭 Stretching

- 적용방법 : RET, Bracelet 2분, Supine Position (Mid Back)
- 인텐서티 : 30%
- 시행방법 : Supine Position으로 자세 변화 후 반막상근 스트레칭, 슬관절신전, 고관절 90도 굴곡

10 반건상근, 반힘줄모양근 - Semitendinosus

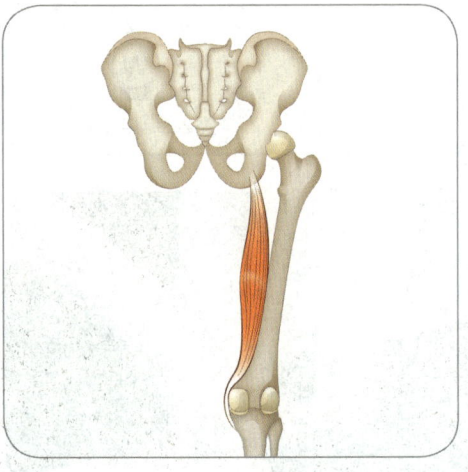

그림 3-19 반건상근

- **기시** : 좌골결절 Ischial tuberosity
- **정지** : 경골의 내측과 Medial condyle of tibia
- **신경** : 좌골신경 (제 5 요추 ~ 제 2 천추 신경) sciatic nerve (L5~S2)
- **깊이** : Superficial
- **기능** : 근의부(골반)가 고정된 상태에서는 고관절의 내회전과 슬관절의 굴곡을 만듭니다. 원위부(경골)가 고정된 상태에서는 고관절의 신전을 만들어주고, 서 있을 때 골반의 전방경사를 막아주며 고관절의 안정성을 만들어줍니다.
- **관련된 질환** : Pes anserinus, Hamstring tear

 반건상근 치료포인트

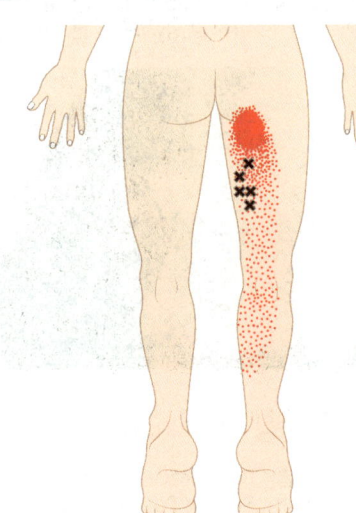

반건상근 (슬괵근 그룹)은 대퇴골의 후면 내측에 있고 반막상근보다 표면에 있는 근육으로 약화되고 굳어지기 쉬운 근육입니다. 반막상근의 약화와 굳어짐은 고관절의 내회전을 만들어 O다리 또는 X다리 그리고 반장슬 (Back Knee)과 같은 휜다리 그리고 골반의 후방 경사를 만듭니다. 이런 문제와 허벅지 뒤쪽 안쪽 부위에 통증이 있다면 반건상근에 문제가 있는지 확인하고 통증 유발점을 이완해 준 후 강화해야 합니다.

그림 3-20 반건상근 연관 통증 유발점 및 방사통

● Releasing & Stretching 실제 적용

 Time: 8min

 엎드린 자세   40~30%   CET 4분   RET 2분   스트레칭 2분

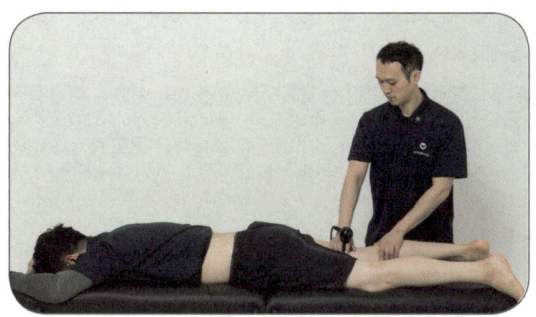

1 기본 포지션 Basic Position
- 환자자세 : Prone Position
- 플레이트 : Mid Abdominal
- 적용방식 : TECAR 1.0

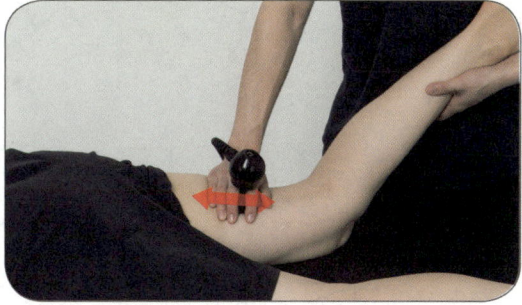

2 이완 Releasing
- 적용방법 : CET 4분
- 인텐서티 : 40~30%
- 시행방법 : 기본 포지션에서 기시,
  정지 방향으로 직선 러빙 왕복

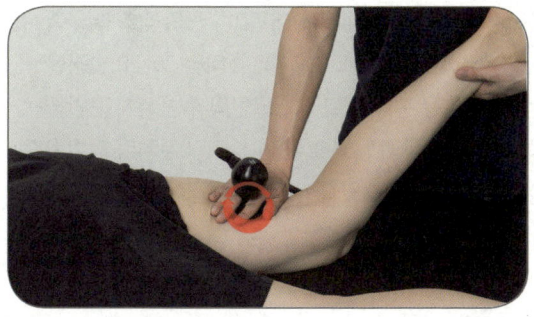

3 통증유발점 Trigger Point
- 적용방법 : RET 2분
- 인텐서티 : 40~30%
- 시행방법 : 반건상근의 통증 유발점 치료,
  원형 회전 러빙

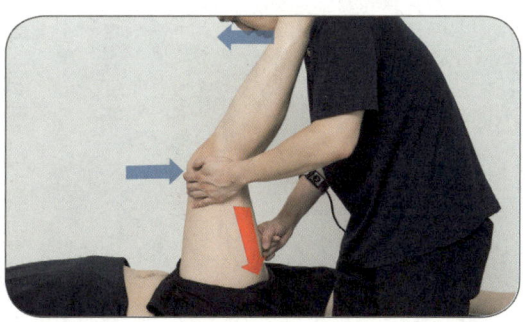

4 스트레칭 Stretching
- 적용방법 : RET, Bracelet 2분,
  Supine Position (Mid Back)
- 인텐서티 : 30%
- 시행방법 : Supine Position으로 자세 변화 후
  반건상근 스트레칭, 슬관절신전,
  고관절 90도 굴곡

11 대퇴이두근, 넙다리두갈래근 - Biceps femoris

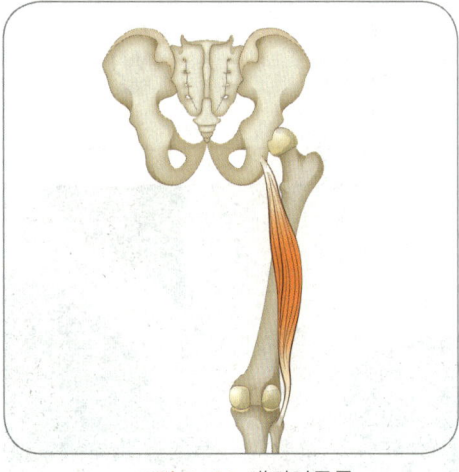

- **기시 :** (1) 장두 : 좌골 결절, 천결절인대 Long head : ischial tuberosity, sacrotuberous ligament

  (2) 소두 : 조면, 가쪽관절융기위선 Short head : linea aspera, lateral supracondylar line of femur
- **정지 :** 비골두 head of fibula
- **신경 :** 좌골신경 (제 5 요추 ~ 제 2 천추 신경) sciatic nerve (L5~S2)
- **깊이 :** Superficial
- **기능 :** 근위부(골반)가 고정된 상태에서는 고관절의 외회전과 슬관절의 굴곡을 만듭니다. 슬관절이 약간 굴곡된 상태에서는 고관절의 외회전을 주로 만들어줍니다. 원위부(경골)가 고정된 상태에서는 골반의 전방경사를 막아주며 고관절의 안정성을 만들어 줍니다.
- **관련된 질환 :** Hamstring tendonitis, Hamstring tear

그림 3-21 대퇴이두근

대퇴이두근 치료포인트

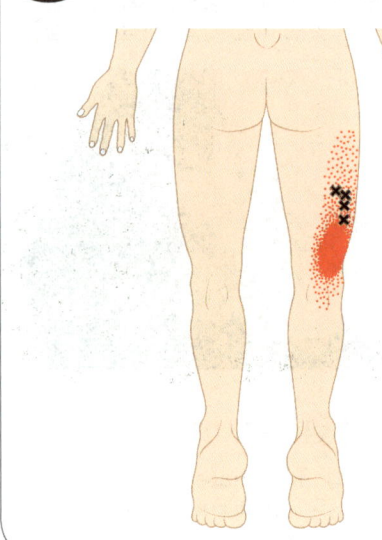

대퇴이두근(슬괵근 그룹)은 대퇴골의 후면 외측에 있으며 약화되고 굳어지기 쉬운 근육입니다. 대퇴이두근의 약화와 굳어짐은 고관절의 우회전을 만들고 O 다리, X 다리 그리고 반장을(Back Knee)과 같은 휜 다리 그리고 골반의 후방 경사를 만듭니다. 단축 시 팔자걸음 패턴을 보입니다. 이런 문제와 허벅지 뒤쪽 바깥쪽 부위에 통증이 있다면 대퇴이두근에 문제가 있는지 확인하고 통증 유발점을 이완해 준 후 강화해야 합니다.

그림 3-22 대퇴이두근 연관 통증 유발점 및 방사통

● Releasing & Stretching 실제 적용  Time: 8min

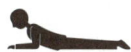 엎드린 자세　 40~30%　 CET 4분　 RET 2분　 스트레칭 2분

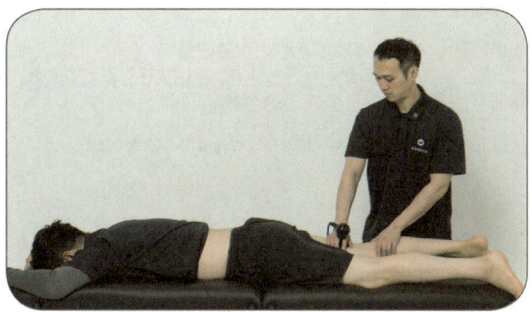

1　기본 포지션 Basic Position
- 환자자세 : Prone Position
- 플레이트 : Mid Abdominal
- 적용방식 : TECAR 1.0

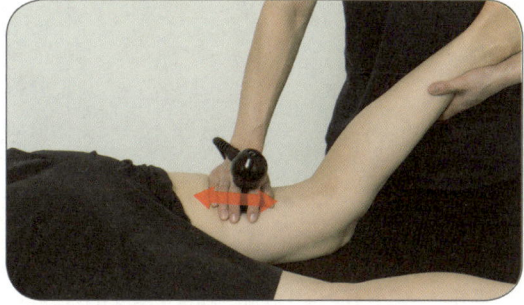

2　이완 Releasing
- 적용방법 : CET 4분
- 인텐서티 : 40~30%
- 시행방법 : 기본 포지션에서 기시, 정지 방향으로 직선 러빙 왕복

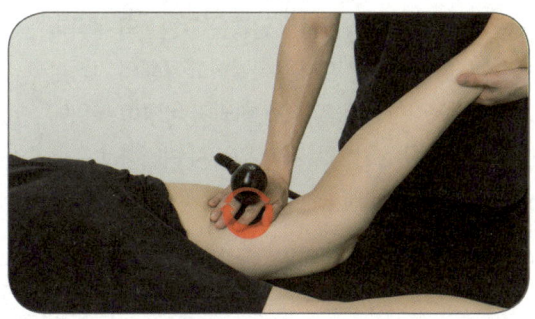

3　통증유발점 Trigger Point
- 적용방법 : RET 2분
- 인텐서티 : 40~30%
- 시행방법 : 대퇴이두근의 통증 유발점 치료, 원형 회전 러빙

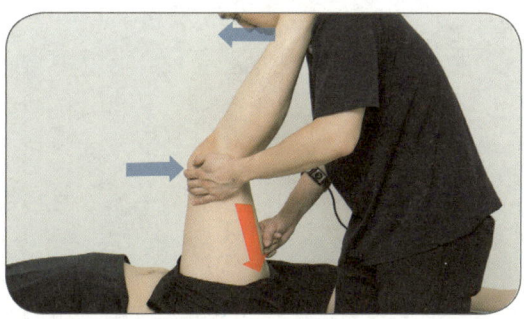

4　스트레칭 Stretching
- 적용방법 : RET, Bracelet 2분, Supine Position (Mid Back)
- 인텐서티 : 30%
- 시행방법 : Supine Position으로 자세 변화 후 대퇴이두근 스트레칭, 슬관절신전, 고관절 90도 굴곡

12 대퇴근막장근, 넙다리근막긴장근 - Tensor fasciae latae muscle

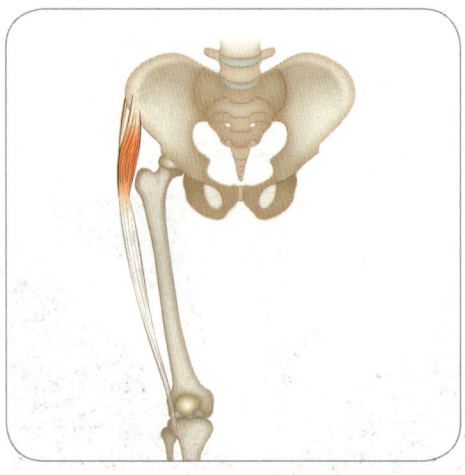

- **기시**: 장골능선, 전상장골극
  Iliac crest, Anterior superior iliac spine (ASIS)
- **정지**: 장경대 Iliotibial tract
- **신경**: 상둔신경(제 4 요추 ~ 제 1 천추 신경)
  Superior gluteal nerve (L4-S1)
- **깊이**: Superficial
- **기능**: 근위부(골반)가 고정된 상태에서는 고관절의 굴곡, 내회전, 외전 그리고 슬관절의 외회전을 만듭니다. 원위부(경골)가 고정된 상태에서는 무릎과 고관절의 안정성을 만들어 줍니다.
- **관련된 질환**: Iliotibial band syndrome, Lateral collateral ligament sprain

그림 3-23 대퇴근막장근

대퇴근막장근 치료포인트

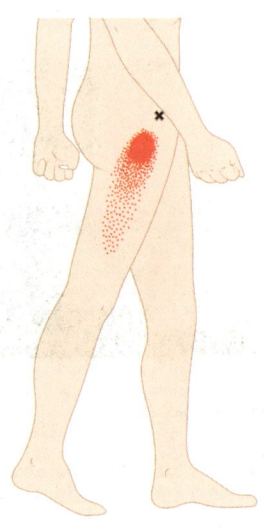

대퇴근막장근은 대퇴골의 외측면에 있으며 약화되고 굳어지기 쉬운 근육입니다. 대퇴근막장근의 단축은 고관절의 굴곡과 내회전을 만들어 골반의 전방 경사를 유발하고 무릎의 안정성을 약화시킵니다. 이러한 증상과 함께 허벅지 바깥쪽 부위에 통증이 있다면 대퇴근막장근에 문제가 있는지 확인하고 통증 유발점을 이완해 준 후 강화해야 합니다.

그림 3-24 대퇴근막장근 연관 통증 유발점 및 방사통

● **Releasing & Stretching 실제 적용**  Time: 8min

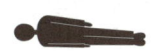 옆으로 누운 자세   40~30%   CET 4분   RET 2분   스트레칭 2분

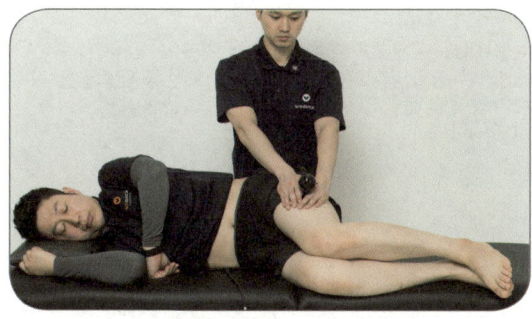

1 기본 포지션 Basic Position

- 환자자세 : Side Position
- 플레이트 : Lateral Side Abdominal
- 적용방식 : TECAR 1.0

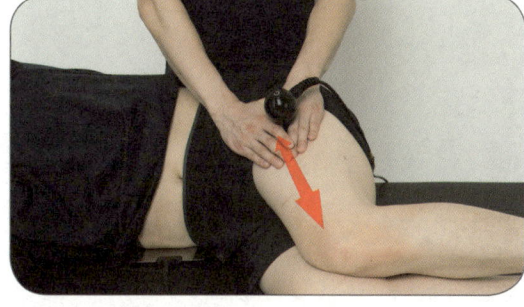

2 이완 Releasing

- 적용방법 : CET 4분
- 인텐서티 : 40~30%
- 시행방법 : 기본 포지션에서 기시, 정지 방향으로 직선 러빙 왕복

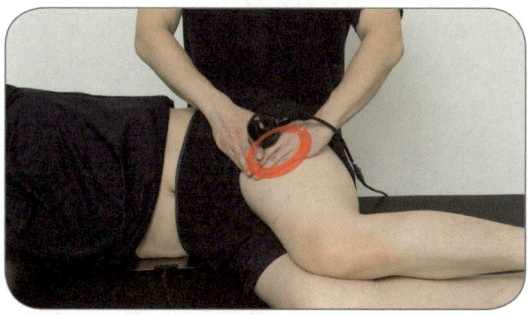

3 통증유발점 Trigger Point

- 적용방법 : RET 2분
- 인텐서티 : 40~30%
- 시행방법 : 대퇴근막장근의 통증 유발점 치료, 원형 회전 러빙

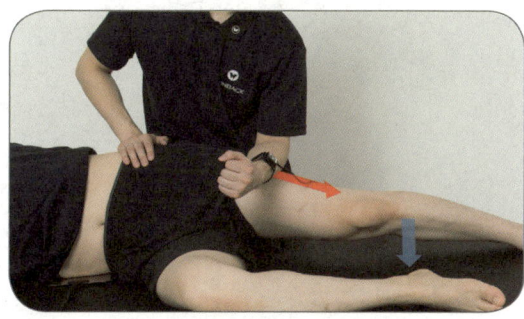

4 스트레칭 Stretching

- 적용방법 : RET, Bracelet 2분
- 인텐서티 : 30%
- 시행방법 : 대퇴근막장근 스트레칭, 고관절 외회전, 내전

13 슬와근, 오금근 - Popliteus muscle

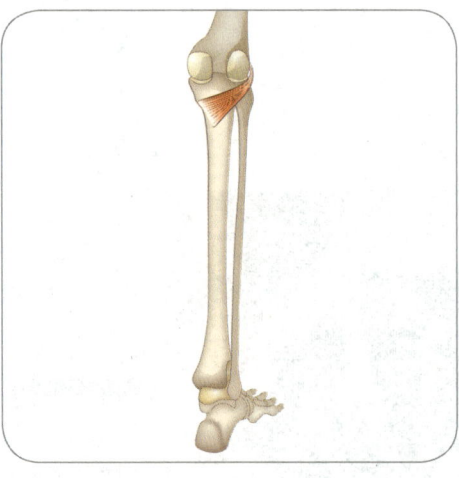

- **기시** : 대퇴의 외측과, 무릎관절의 외측 반월판 뒤쪽 돌기
  Lateral condyle of femur, posterior horn of lateral meniscus of knee joint
- **정지** : 경골근위부 뒤쪽면 Posterior surface of proximal tibia
- **신경** : 경골 신경 (제 4 요추 ~ 1 천추 신경) Tibial nerve (L4-S1)
- **깊이** : Deep
- **기능** : 근위부(대퇴골)가 고정된 상태에서는 경골의 내회전을 만듭니다. 원위부(경골)가 고정된 상태에서는 보행 중 대퇴골을 외회전하여 슬관절 굴곡의 시작을 도와주고, 슬관절의 안정성을 만들어 줍니다.
- **관련된 질환** : ACL rupture, Lateral Meniscus tear

그림 3-25 슬와근

 **슬와근 치료포인트**

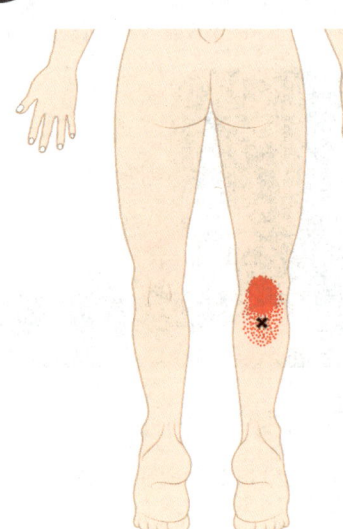

슬와근은 슬관절의 후면에 있으며 약화되고 굳어지기 쉬운 근육입니다. 슬와근의 약화와 굳어짐은 보행을 시작할 때 또는 앉거나 설 때, 신전되어 잠겨진 무릎관절을 풀어주는 대퇴골 외회전의 기능을 떨어지게 합니다. 결과적으로 보행이나 앉을 때 무릎의 통증이나 불안정성을 만듭니다. 슬와부(오금) 부위에 통증이 있다면 슬와근에 문제가 있는지 확인하고 통증 유발점을 이완해 준 후 강화해야 합니다.

그림 3-26 슬와근 연관 통증 유발점 및 방사통

● **Releasing & Stretching 실제 적용**  Time: 8min

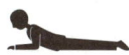 엎드린 자세   40~30%   Deep CET 4분   RET 2분   스트레칭 2분

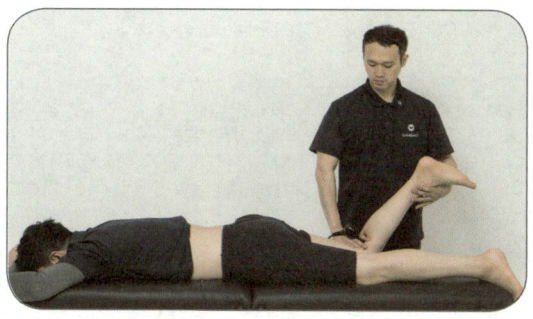

1 기본 포지션 Basic Position
- 환자자세 : Prone Position
- 플레이트 : Front of Thigh
- 적용방식 : TECAR 1.0

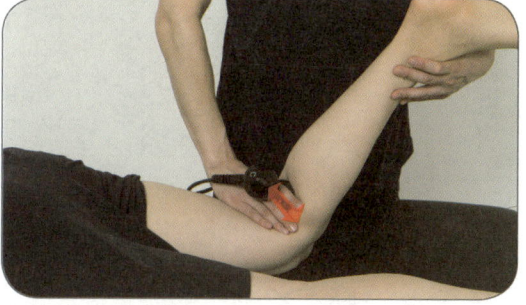

2 이완 Releasing
- 적용방법 : DEEP CET 4분
- 인텐서티 : 40~30%
- 시행방법 : 기본 포지션에서 기시, 정지 방향으로 직선 러빙 왕복

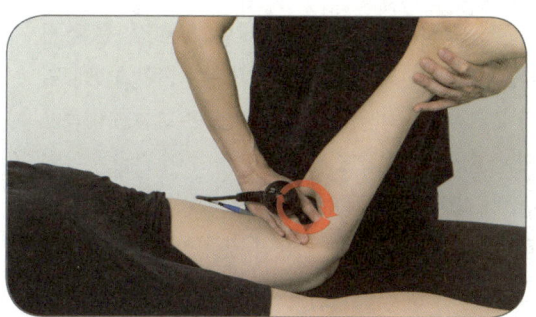

3 통증유발점 Trigger Point
- 적용방법 : RET 2분
- 인텐서티 : 40~30%
- 시행방법 : 슬와근의 통증 유발점 치료, 원형 회전 러빙

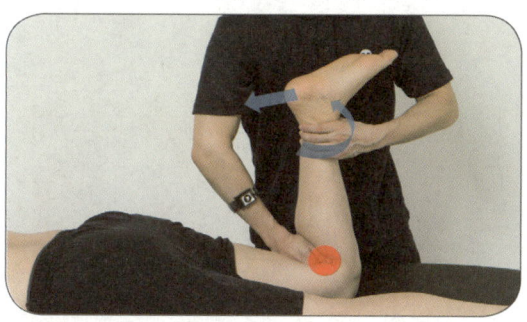

4 스트레칭 Stretching
- 적용방법 : RET, Bracelet 2분
- 인텐서티 : 30%
- 시행방법 : 슬와근 스트레칭, 슬관절 굴곡, 경골 외회전

14 비복근, 장딴지근 - Gastrocnemius

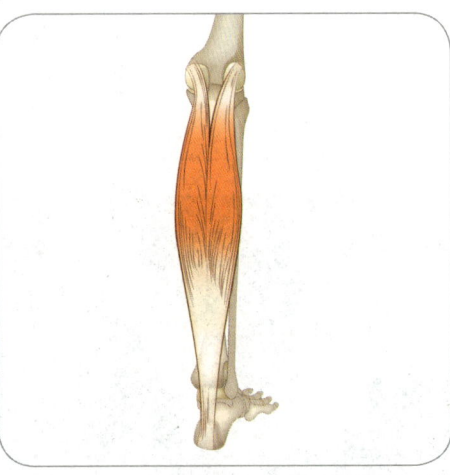

- **기시**: (1) 외측두 : 대퇴골 외측두,
  Lateral head: lateral condyle of the femur
  (2) 내측두 : 대퇴골 내측두, 오금부위,
  Medial head : Posterior surface of medial femoral condyle, popliteal surface
- **정지**: 종골 뒤쪽면 Posterior surface of the calcaneus
- **신경**: 경골 신경 (제 1 ~ 2 천추 신경) Tibial nerve (S1, S2)
- **깊이**: Superficial
- **기능**: 근위부(대퇴골)가 고정된 상태에서는 슬관절의 굴곡과 족관절의 족저굴곡(Plantar flexion)을 만듭니다. 원위부(족부)가 고정된 상태에서는 가자미근과 함께 뒤꿈치 들기(족저굴곡)를 만들어 줍니다. 또한 걷기, 달리기 중 추진 (발바닥밀기)을 가능하게 합니다.
- **관련된 질환**: Tennis leg, Achilles tendinopathy

그림 3-27 비복근

비복근 치료포인트

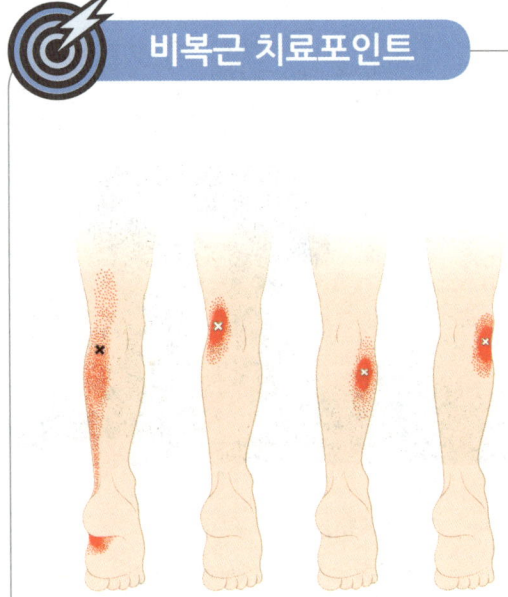

비복근은 경골의 후면에 있으며 약화되고 굳어지기 쉬운 근육입니다. 비복근의 약화와 굳어짐은 추진 (발바닥 밀기)의 힘을 약화시켜 부적절한 보행패턴과 불안정성을 야기합니다. 부적절한 보행은 비복근의 힘줄인 아킬레스건에 과부화를 주어 건염을 유발하기도 합니다. 이러한 증상과 함께 비복근의 시작점과 내측 발바닥 부위에 통증이 있다면 비복근에 문제가 있는지 확인하고 통증 유발점을 이완해 준 후 강화해야 합니다.

그림 3-28 비복근 연관 통증 유발점 및 방사통

● Releasing & Stretching 실제 적용

 Time: 8min

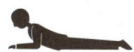 엎드린 자세   40~30%   CET 4분   RET 2분   스트레칭 2분

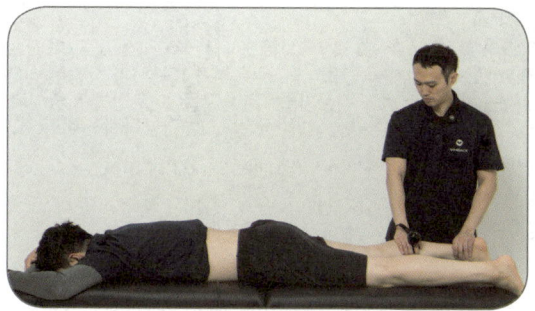

1 기본 포지션 Basic Position
- 환자자세 : Prone Position
- 플레이트 : Mid Abdominal
- 적용방식 : TECAR 1.0

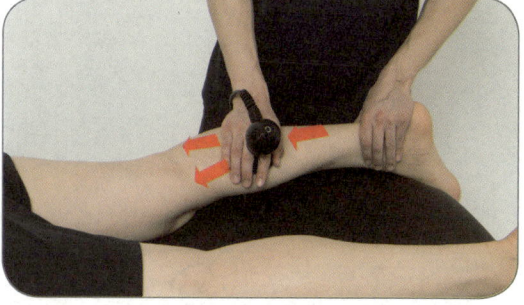

2 이완 Releasing
- 적용방법 : CET 4분
- 인텐서티 : 40~30%
- 시행방법 : 기본 포지션에서 기시, 정지 방향으로 직선 러빙 왕복

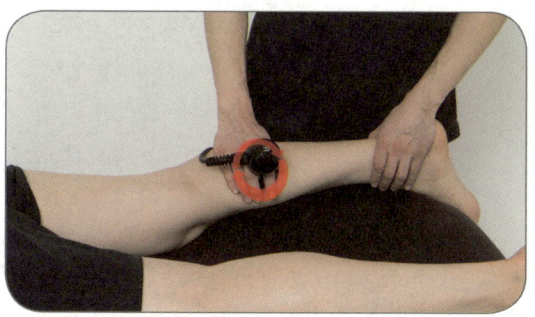

3 통증유발점 Trigger Point
- 적용방법 : RET 2분
- 인텐서티 : 40~30%
- 시행방법 : 비복근의 통증 유발점 치료, 원형 회전 러빙

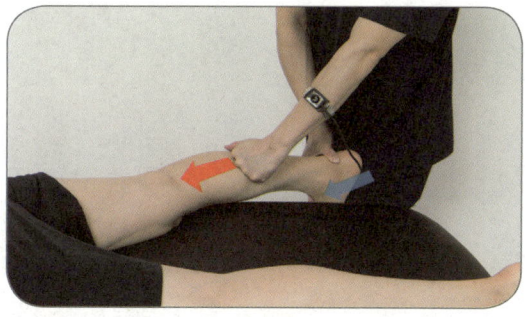

4 스트레칭 Stretching
- 적용방법 : RET, Bracelet 2분
- 인텐서티 : 30%
- 시행방법 : 비복근 스트레칭, 슬관절 신전, 거퇴관절 배측 굴곡

15 가자미근, 넙치근 - Soleus

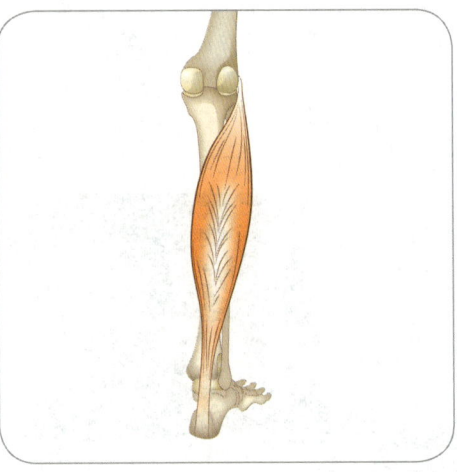

- **기시**: 가자미선, 경골의 내측연, 비골두, 비골의 뒤쪽연
  Soleal line, medial border of tibia, head of fibula, posterior border of fibula
- **정지**: 종골 Calcaneus
- **신경**: 경골 신경 (제 1 ~ 2 천추 신경) Tibial nerve (S1, S2)
- **깊이**: Deep
- **기능**: 근위부 (하퇴)가 고정된 상태에서는 족관절의 족저굴곡 (Plantar flexion)을 만듭니다. 원위부가 (족부)가 고정된 상태에서는 비복근과 함께 뒤꿈치 들기 (족저굴곡)를 만들어 줍니다. 또한 걷기, 달리기 중 추진 (발바닥 밀기)을 가능하게 합니다.
- **관련된 질환**: Soleus syndrome, Achilles tendinopathy

그림 3-29 가자미근

가자미근 치료포인트

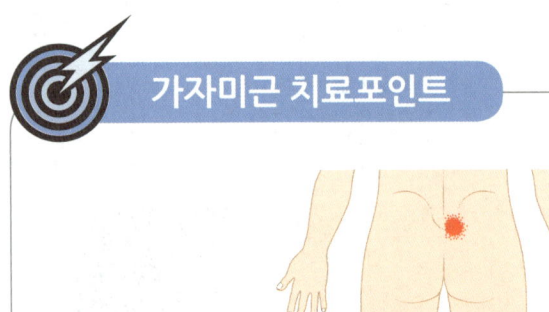

가자미근은 경골의 후면에 있으며 단축이 되기 쉬운 근육입니다. 항중력근인 가자미근의 단축은 혈액 순환과 신경지배를 방해하여 가자미근의 위축, 부종 그리고 이상 감각을 만듭니다. 또한 족관절의 족저 굴곡을 만들어 슬관절의 반장슬을 유발하고 보행 시 족저굴곡의 기능을 약해지게 합니다. 이러한 증상과 함께 하퇴 뒤쪽 부위에 통증이 있다면 가자미근의 문제가 있는지 확인하고, 통증 유발점을 이완해 준 후 강화해야 합니다.

그림 3-30 가자미근 연관 통증 유발점 및 방사통

● Releasing & Stretching 실제 적용

Time: 8min

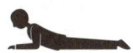 엎드린 자세　 40~30%　 Deep CET 4분　 RET 2분　 스트레칭 2분

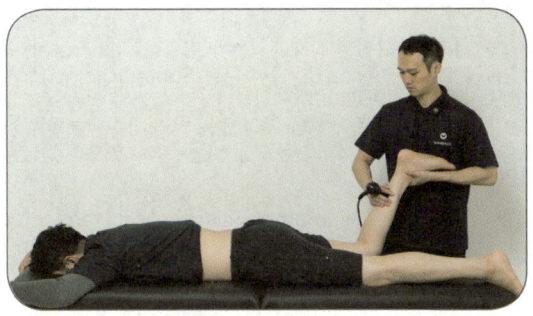

1 기본 포지션 Basic Position
- 환자자세 : Prone Position
- 플레이트 : Mid Abdominal
- 적용방식 : TECAR 1.0

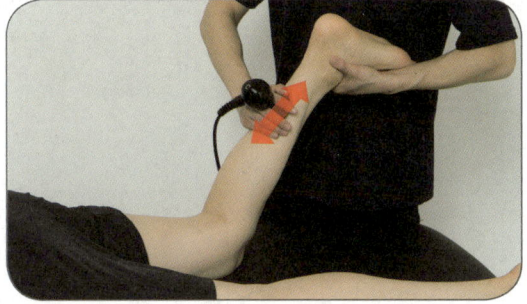

2 이완 Releasing
- 적용방법 : DEEP CET 4분
- 인텐서티 : 40~30%
- 시행방법 : 기본 포지션에서 기시, 정지 방향으로 직선 러빙 왕복

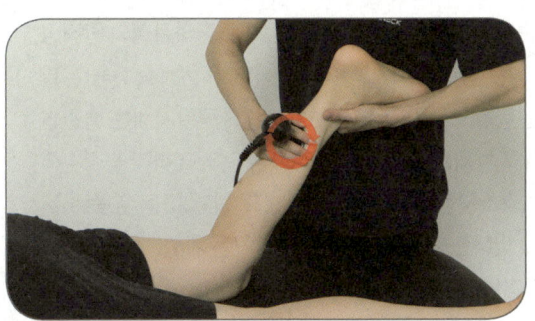

3 통증유발점 Trigger Point
- 적용방법 : RET 2분
- 인텐서티 : 40~30%
- 시행방법 : 가자미근의 통증 유발점 치료, 원형 회전 러빙

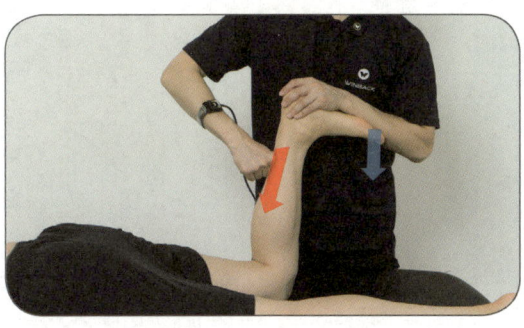

4 스트레칭 Stretching
- 적용방법 : RET, Bracelet 2분
- 인텐서티 : 30%
- 시행방법 : 가자미근 스트레칭, 거퇴관절 배측 굴곡, 슬관절 굴곡

16 전경골근, 앞정강근 - Tibialis anterior

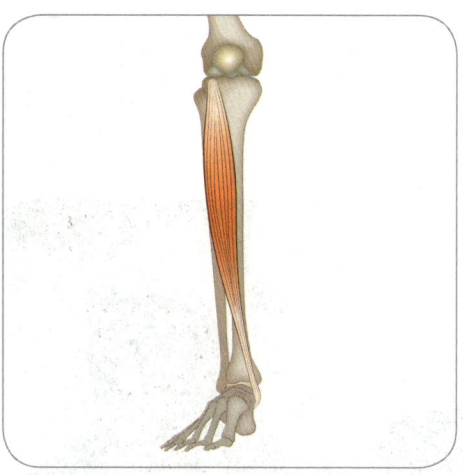

- **기시** : 경골의 외측면, 하퇴골간막
  Lateral surface of tibia, interosseous membrane
- **정지** : 내측설상골, 제 1 중족골저
  Medial cuneiform bone, base of metatarsal bone 1
- **신경** : 심비골신경(제 4, 5 요추 신경) Deep fibular nerve (L4, L5)
- **깊이** : Superficial
- **기능** : 근위부(하퇴)가 고정된 상태에서는 거퇴관절(Talocrural)의 배측굴곡(Dorsi flexion), 거골하관절(Subtalar joint)의 내번(Inversion)을 만듭니다. 원위부가 (족부)가 고정된 상태에서는 서있거나 보행 중에 땅에 닿아 있는 발의 내측 아치를 유지해주며, 다양한 패턴의 하지 움직임이 일어날 수 있도록 디딤발의 안정성을 만들어 줍니다.
- **관련된 질환** : Tibial stress syndrome, Tibialis anterior tendonitis

그림 3-31 전경골근

 **전경골근 치료포인트**

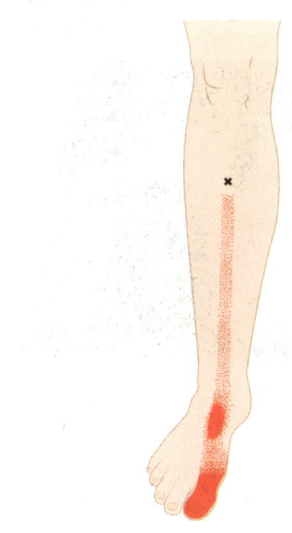

전경골근은 경골의 전면에 있으며 약화되고 굳어지기 쉬운 근육입니다. 전경골근의 약화와 굳어짐은 거골하관절의 안정성을 감소시켜, 내측 아치가 무너지는 평발(Flat foot)을 유발하고 이는 통증으로 이어질 수 있습니다. 평발자세는 슬관절과 고관절의 자세불균형을 만들고 보행 그리고 하지 움직임의 효율성을 감소시킵니다. 이러한 증상과 함께 하퇴 앞쪽 부위에 통증이 있다면 전경골근에 문제가 있는지 확인하고, 통증 유발점을 이완해 준 후 강화해야 합니다.

그림 3-32 전경골근 연관 통증 유발점 및 방사통

● Releasing & Stretching 실제 적용

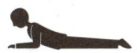 엎드린 자세　 40~30%　 CET 4분　 RET 2분　 스트레칭 2분

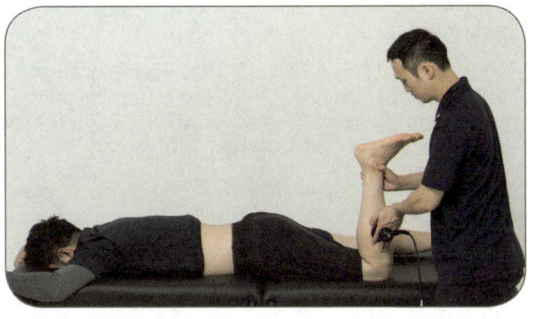

1 기본 포지션 Basic Position
- 환자자세 : Prone Position
- 플레이트 : Mid Abdominal
- 적용방식 : TECAR 1.0

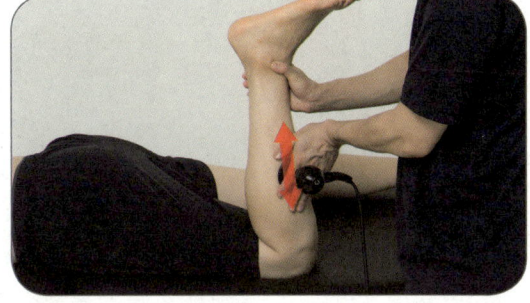

2 이완 Releasing
- 적용방법 : CET 4분
- 인텐서티 : 40~30%
- 시행방법 : 기본 포지션에서 기시,
　　　　　 정지 방향으로 직선 러빙 왕복

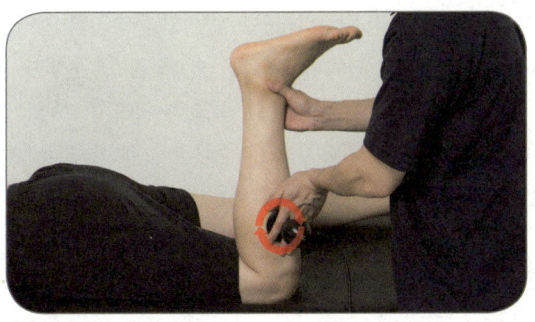

3 통증유발점 Trigger Point
- 적용방법 : RET 2분
- 인텐서티 : 40~30%
- 시행방법 : 전경골근의 통증 유발점 치료,
　　　　　 원형 회전 러빙

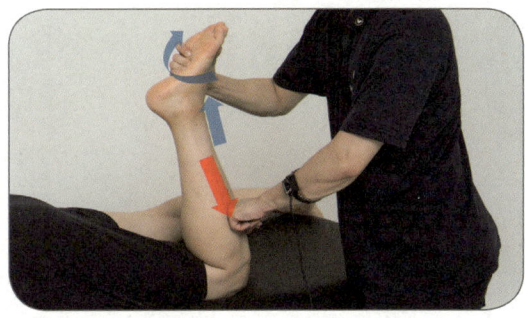

4 스트레칭 Stretching
- 적용방법 : RET, Bracelet 2분
- 인텐서티 : 30%
- 시행방법 : 전경골근 스트레칭,
　　　　　 거퇴관절 족저 굴곡,
　　　　　 거골하관절 외번, 슬관절 굴곡

17 장비골근, 긴종아리근 - Peroneus longus

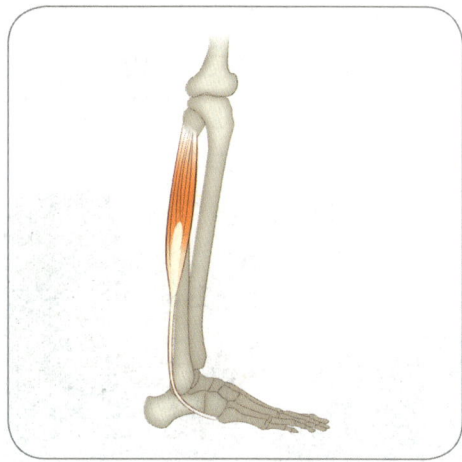

- **기시** : 비골두, 비골의 외측 근위부 2/3,
  Head of fibula, proximal 2/3 of lateral surface of fibula
- **정지** : 내측설상골, 제 1 중족골저
  Medial cuneiform bone, base of metatarsal bone 1
- **신경** : 천비골신경(제 4, 5 요추 신경)
  Superficial fibular nerve (L5, S1)
- **깊이** : Superficial
- **기능** : 근위부(비골)가 고정된 상태에서는 거퇴관절(Talocrural)의 족저 굴곡(Plantar flexion), 거골하관절(Subtalar joint)의 외번(Eversion)을 만듭니다. 원위부(족부)가 고정된 상태에서는 서 있거나 보행 중에 발의 횡아치를 만들어 줍니다.
- **관련된 질환** : Peroneal tenosynovitis, Common peroneal nerve palsy

그림 3-33 장비골근

장비골근 치료포인트

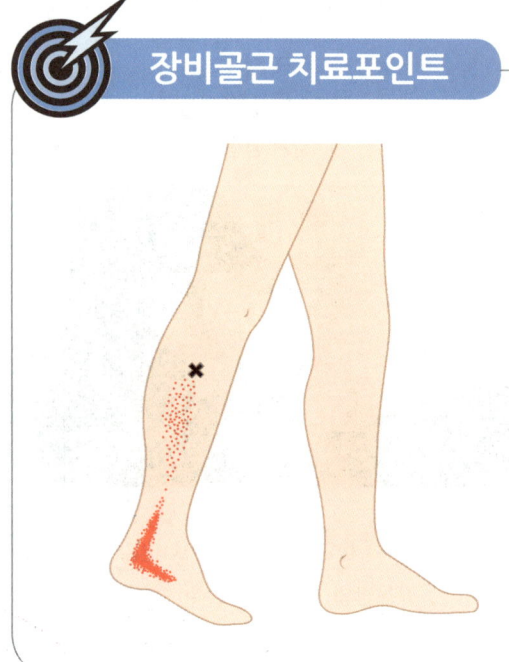

장비골근은 비골의 측면에 있으며 약화되고 굳어지기 쉬운 근육입니다. 장비골근의 약화와 굳어짐은 횡아치를 무너뜨려 하퇴 부위의 안정성을 감소시킵니다. 이는 결과적으로 서 있거나 걸을 때 횡아치 부위에 통증을 유발합니다. 이러한 증상과 함께 하퇴 바깥쪽 부위에 통증이 있다면 장비골근에 문제가 있는지 확인하고 통증 유발점을 이완해 준 후 강화해야 합니다.

그림 3-34 장비골근 연관 통증 유발점 및 방사통

● **Releasing & Stretching 실제 적용**  Time: 8min

 엎드린 자세　 40~30%　 CET 4분　 RET 2분　 스트레칭 2분

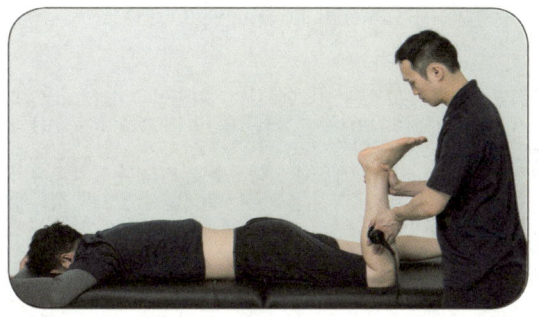

1 기본 포지션 Basic Position
- 환자자세 : Prone Position
- 플레이트 : Mid Abdominal
- 적용방식 : TECAR 1.0

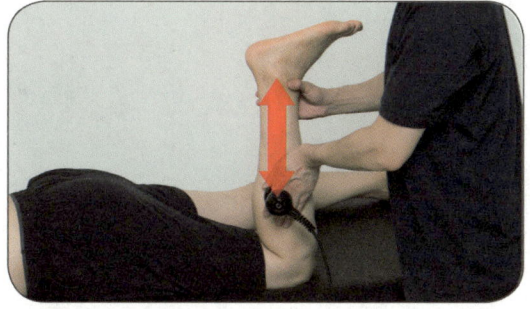

2 이완 Releasing
- 적용방법 : CET 4분
- 인텐서티 : 40~30%
- 시행방법 : 기본 포지션에서 기시, 정지 방향으로 직선 러빙 왕복

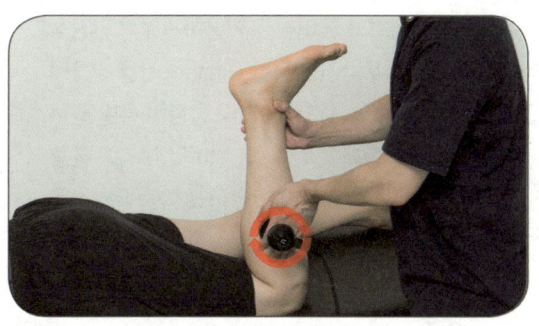

3 통증유발점 Trigger Point
- 적용방법 : RET 2분
- 인텐서티 : 40~30%
- 시행방법 : 장비골근의 통증 유발점 치료, 원형 회전 러빙

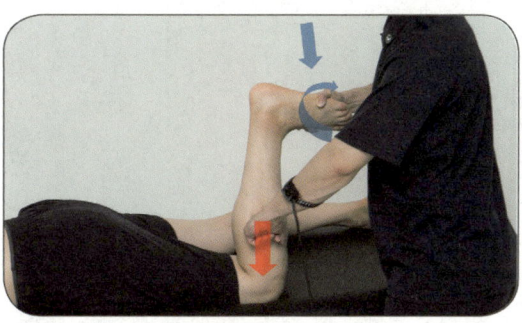

4 스트레칭 Stretching
- 적용방법 : RET, Bracelet 2분
- 인텐서티 : 30%
- 시행방법 : 장비골근 스트레칭, 거퇴관절 배측 굴곡, 거골하관절 내번, 슬관절 굴곡

18 후경골근, 뒤정강근 - Tibialis posterior

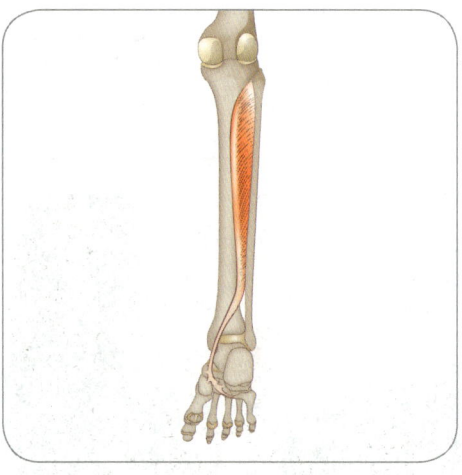

- **기시** : 경골의 후면, 비골과 하퇴골막의 후면
  Posterior surface of tibia, posterior surface of fibula and interosseous membrane
- **정지** : 주상골의 조면, 모든 설상골, 입방골, 제 2~4 중족골저
  Tuberosity of navicular bone, all cuneiform bones, cuboid bone, bases of metatarsal bones 2-4
- **신경** : 경골신경(제 4, 5 요추 신경) Tibial nerve (L4, L5)
- **깊이** : Deep
- **기능** : 근위부(하퇴)가 고정된 상태에서는 거퇴관절(Talocrural)의 족저 굴곡(Plantar flexion), 거골하관절(Subtalar joint)의 내번(Inversion)을 만듭니다. 원위부(족부)가 고정된 상태에서는 서 있거나 보행 중에 땅에 닿아 있는 발의 내측 아치를 유지해주며 보행 및 다양한 하지 움직임이 일어날 수 있도록 하퇴에 안정성을 만들어 줍니다.
- **관련된 질환 :** Posterior tibial tendon dysfunction, Posterior tibial tendonitis

그림 3-35 후경골근

 **후경골근 치료포인트**

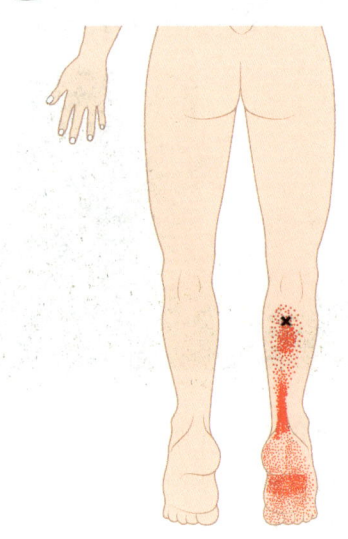

후경골근은 대퇴의 후면에 있으며 약화되고 굳어지기 쉬운 근육입니다. 후경골근의 약화와 굳어짐은 거골하관절의 안정성을 감소시켜, 내측 아치가 무너지는 평발 (Flat foot)을 만듭니다. 이로 인해 발의 체중이 어려워져 발바닥 통증이 유발될 수 있습니다. 이러한 증상과 함께 하퇴 뒤쪽, 발바닥 부위에 통증이 있다면 후경골근에 문제가 있는지 확인하고 통증 유발점을 이완해 준 후 강화해야 합니다.

그림 3-36 후경골근 연관 통증 유발점 및 방사통

● Releasing & Stretching 실제 적용

 Time: 8min

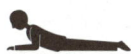 엎드린 자세   40~30%   Deep CET 4분   RET 2분   스트레칭 2분

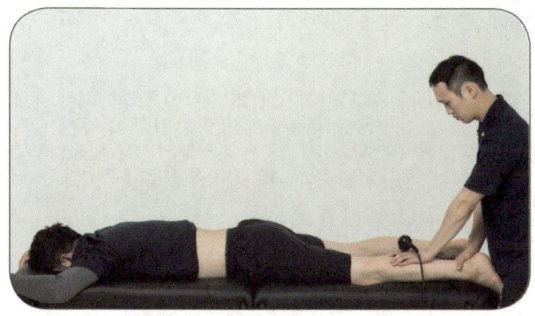

1 기본 포지션 Basic Position

- 환자자세 : Prone Position
- 플레이트 : Mid Abdominal
- 적용방식 : TECAR 1.0

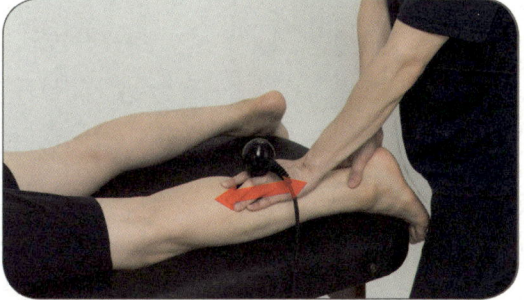

2 이완 Releasing

- 적용방법 : DEEP CET 4분
- 인텐서티 : 40~30%
- 시행방법 : 기본 포지션에서 기시, 정지 방향으로 직선 러빙 왕복

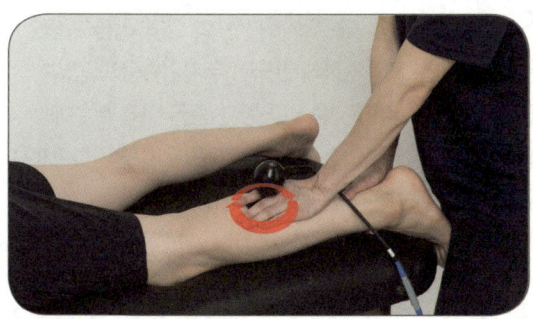

3 통증유발점 Trigger Point

- 적용방법 : RET 2분
- 인텐서티 : 40~30%
- 시행방법 : 후경골근의 통증 유발점 치료, 원형 회전 러빙, 왕복 직선 러빙

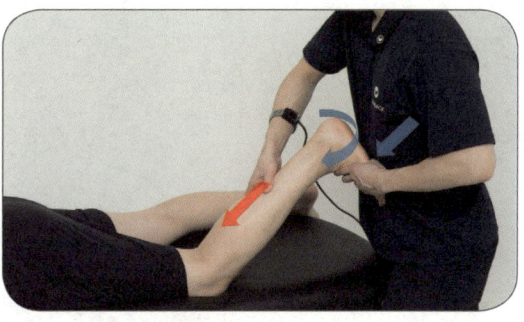

4 스트레칭 Stretching

- 적용방법 : RET, Bracelet 2분
- 인텐서티 : 30%
- 시행방법 : 후경골근 스트레칭, 슬관절 굴곡, 거퇴관절 배측 굴곡, 거골하관절 외번

19 무지외전근, 엄지벌림근 - Abductor hallucis

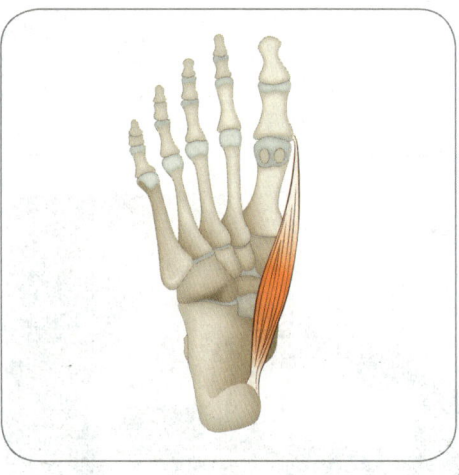

그림 3-37 무지외전근

- **기시 :** 종골융기, 굴근지대, 족척건막
  Medial process of calcaneal tuberosity, flexor retinaculum, plantar aponeurosis
- **정지 :** 제 1 발가락 근위부기저
  Base of proximal phalanx of great toe
- **신경 :** 내측족저신경(제 1~3 천골 신경)
  Medial plantar nerve (S1-S3)
- **깊이 :** Superficial
- **기능 :** 근위부(종골, 굴곡지대, 족척건막)가 고정된 상태에서는 제 1 중족지관절(Metatarsophalangeal joint)의 무지 외전, 굴곡을 만듭니다. 원위부(무지)가 고정된 상태에서는 무지의 위치를 유지하며, 서 있거나 보행 중에 내측 아치를 만들어 줍니다.
- **관련된 질환 :** Abductor hallucis tendinopathy, Hallux valgus

무지외전근 치료포인트

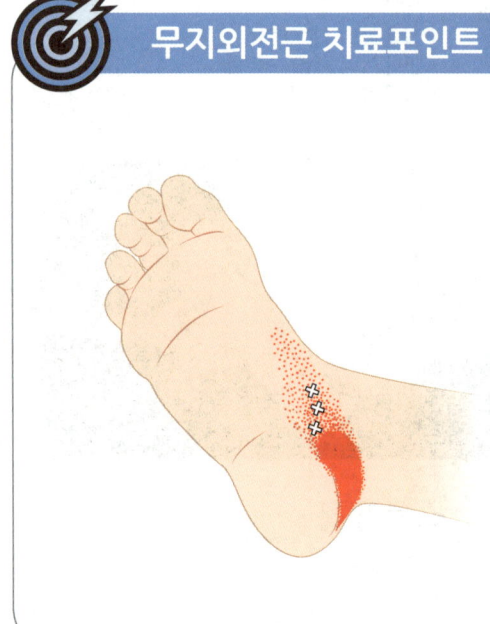

무지외전근은 족부의 내측면에 있으며 약화되고 굳어지기 쉬운 근육입니다. 무지외전근의 약화와 굳어짐은 중족지관절을 불안하게 만들어 무지외반증과 평발을 유발합니다. 이러한 증상과 함께 종골 내측 부위에 통증이 있다면 무지외전근에 문제가 있는지 확인하고 통증 유발점을 이완해 준 후 강화해야 합니다.

그림 3-38 무지외전근 연관 통증 유발점 및 방사통

● **Releasing & Stretching 실제 적용**  Time: 8min

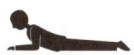 엎드린 자세　　 40~30%　　 CET 4분　　 RET 2분　　 스트레칭 2분

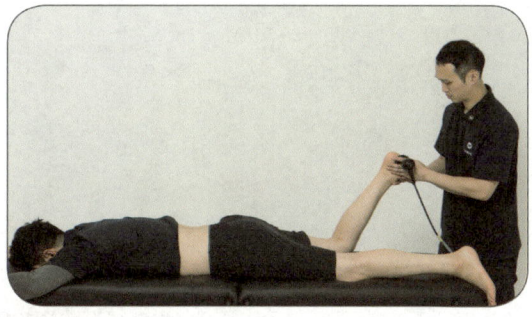

1 기본 포지션 Basic Position

- 환자자세 : Prone Position
- 플레이트 : Front of Thigh
- 적용방식 : TECAR 1.0

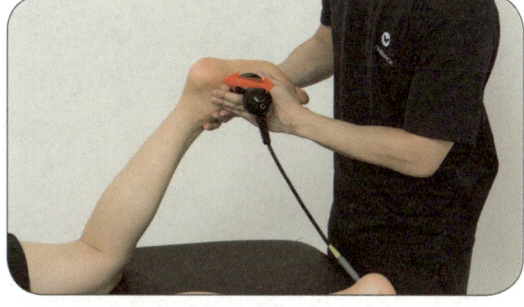

2 이완 Releasing

- 적용방법 : CET TECAR 1.0, 4분
- 인텐서티 : 40~30%
- 시행방법 : 기본 포지션에서 기시, 정지 방향으로 직선 러빙 왕복

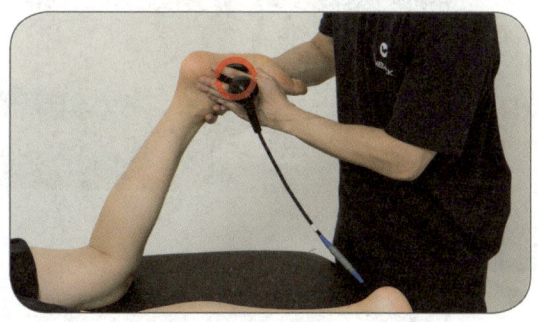

3 통증유발점 Trigger Point

- 적용방법 : RET 2분
- 인텐서티 : 40~30%
- 시행방법 : 무지외전근의 통증 유발점 치료, 원형 회전 러빙

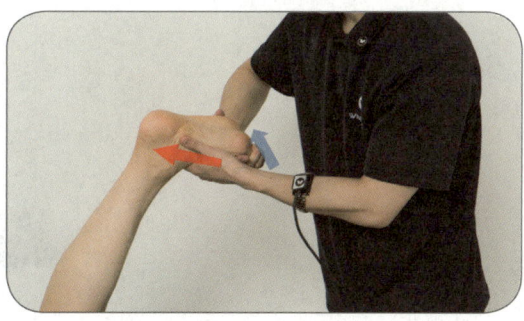

4 스트레칭 Stretching

- 적용방법 : RET, Bracelet 2분
- 인텐서티 : 30%
- 시행방법 : 무지 외전근 스트레칭, 제 1 중족지 관절의 무지 내전, 신전

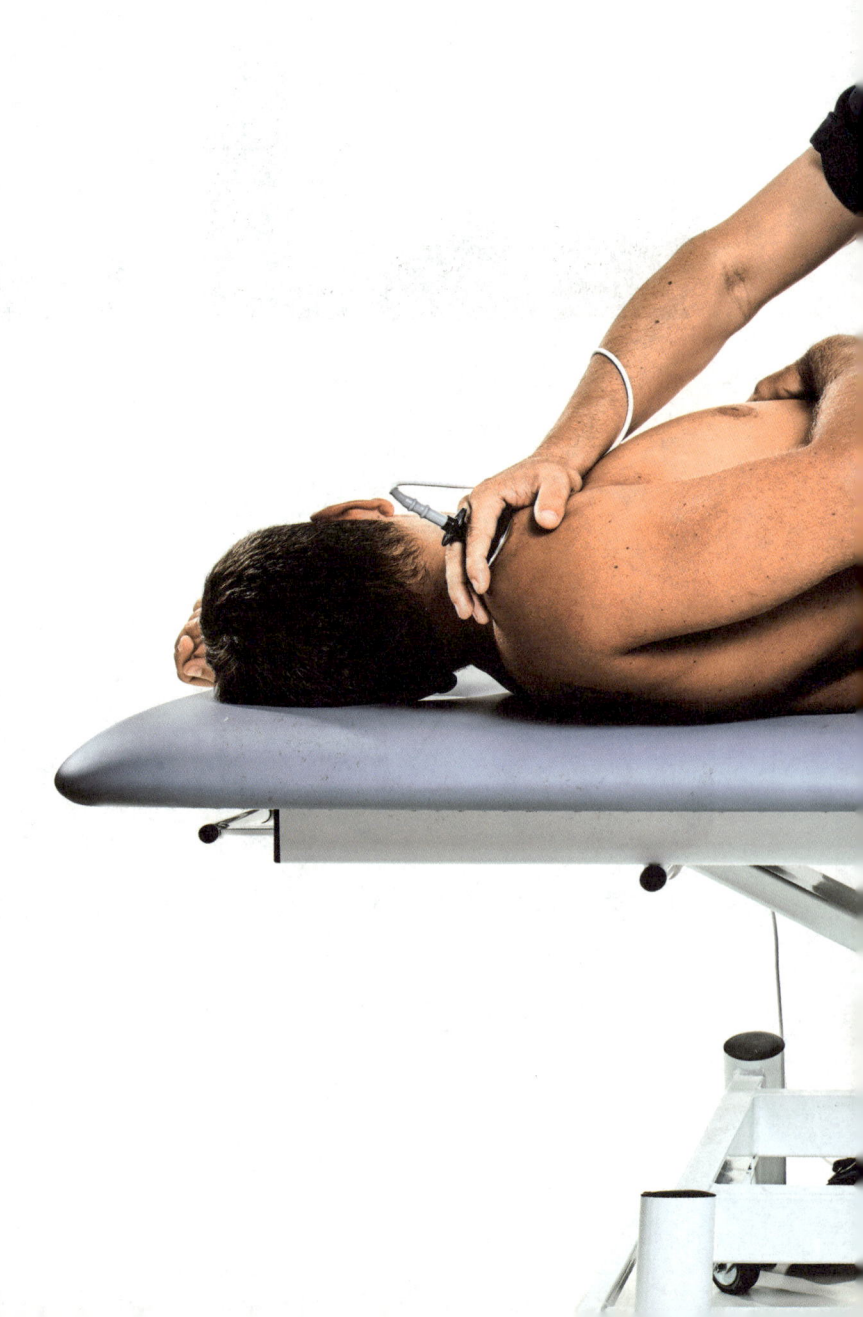

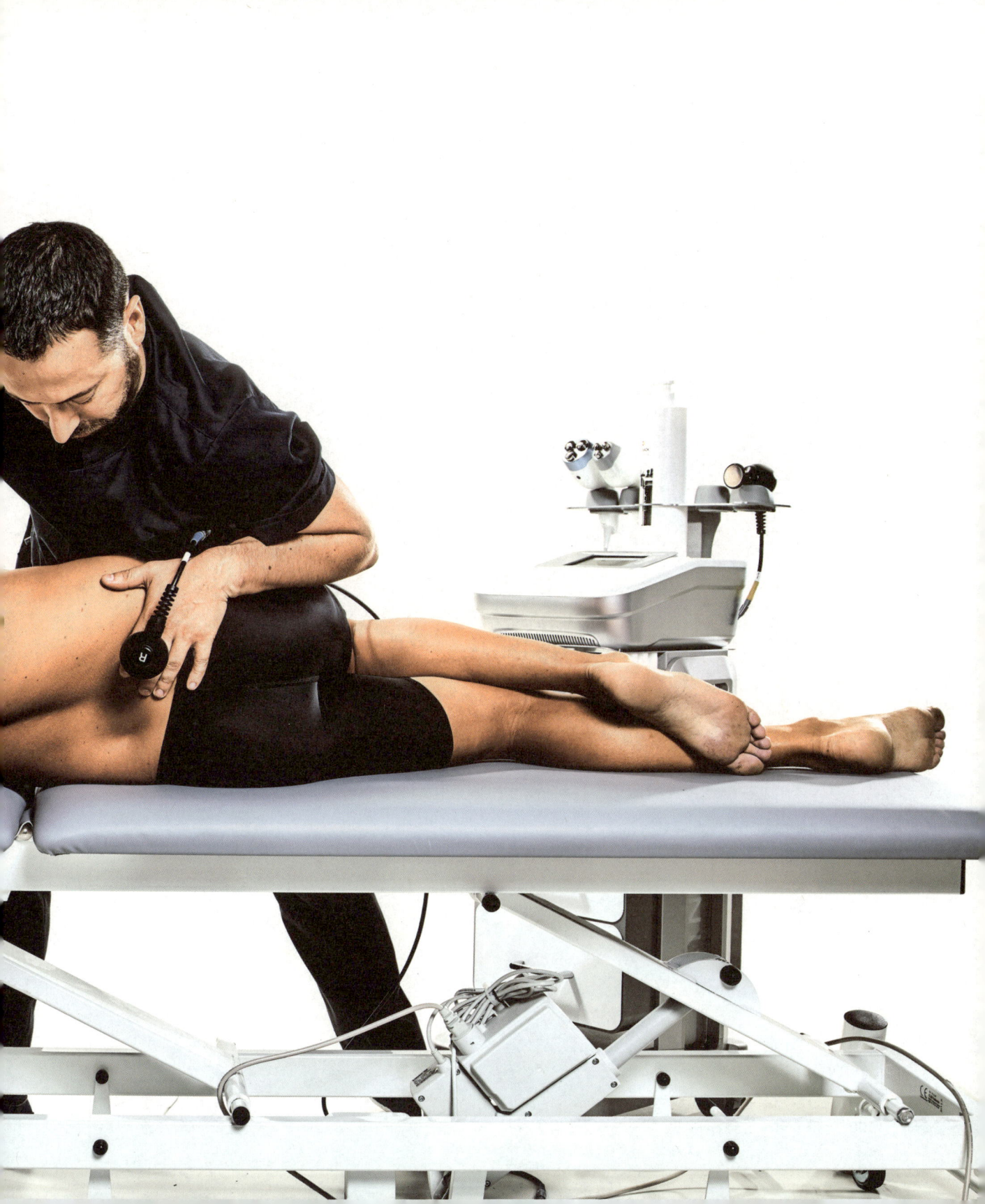

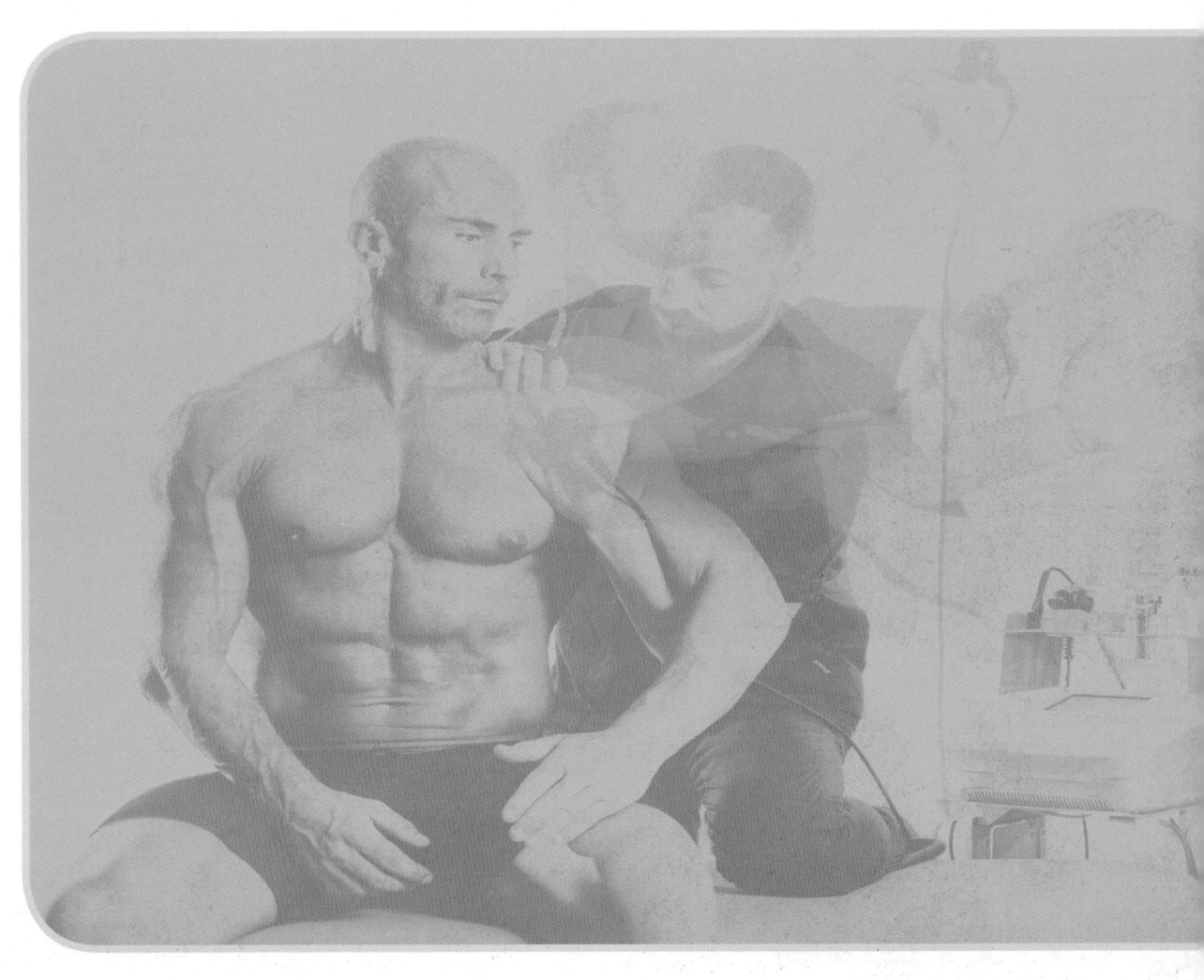

제4장

실전 테카테라피
: 하지 주요 질환별 적용

Reference (참고문헌)
Valerie DeLaune. Trigger Point Therapy for Foot, Ankle, Knee, and Leg Pain. Oakland: New Harbinger, 2010.
최중립. 개원의를 위한 통증사냥법. 서울: 군자출판사, 2014.
성정원. 통증의 원리와 통찰. 서울: 군자출판사, 2016.

이번 장에서는 하지의 주요 근골격계 질환에 테카테라피를 적용하여 치료하는 방법을 설명합니다. 제 3 장에서 설명한 주요 근육 별 기본 적용법들을 응용하여 관련 근육들을 치료하는 방식으로 접근할 수도 있고, 치료사의 수기 테크닉만을 이용해서 치료하는 것도 가능합니다. 소개되는 질환별 테카테라피는 절대적인 치료법이 아니라 이 책의 저자가 제시하는 하나의 가이드라인일 뿐입니다. 치료사 각자가 필요하다고 생각하는 테크닉이나 접근법이 있으면 얼마든지, 이 책에 제시된 방법들을 참고하고 보완해서 자신만의 프로토콜로 재창조할 수 있습니다. 그것이 테카테라피의 진정한 가치입니다.

1 가성 좌골신경통 Pseudo-Sciatica

　슬괵근 그룹 Hamstring Group의 통증 유발점에서 온 연관통들은 '좌골신경통'으로 자주 오인되곤 합니다. 이는 통증의 분포 패턴이 다리의 뒤로 내려가기 때문입니다. 트레벨 Trevell과 시몬스 Simons의 연구(1992)에서는, 다리로 내려가는 통증의 79%가 눌려있는 신경들 Pinched Nerves, 디스크 탈출 또는 척추관 협착에서 온 것이 아니라 통증 유발점과 연관해서 온다는 것을 보여주고 있습니다. 좌골신경통은 일반적으로 특정 신경의 눌림에 의해서 일어나는 것으로 알려져 있습니다. 이렇게 신경의 눌림에서 오는 좌골신경통과 구분되어야 할, 통증 유발점에서 온 통증을 '가성 좌골신경통'이라고 부릅니다. 가성 좌골신경통의 통증 유발점들은 환자의 허벅지 뒤 전체, 둔부의 고랑 주위, 무릎 (슬와) 뒤 전체, 때로는 장딴지 (종아리) 위까지 통증을 발생시킵니다.

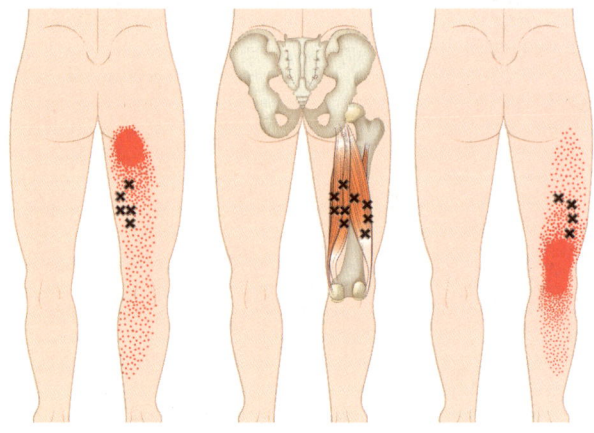

그림 4-1 슬괵근 그룹의 통증 유발점

가성 좌골신경통의 양상은 다음과 같습니다.
1) 허벅지의 내측에 있는 반건상근 Semitendinosus과 반막상근 Semimembranosus에 통증 유발점이 생기면, 연관통은 통증 유발점보다 위쪽으로 상행하여 둔부 고랑을 중심으로

나타나며 허벅지 뒤쪽과 무릎 뒤, 그리고 장딴지 쪽으로 확산됩니다. 반건상근 환자는 하지 직거상 Straight Leg Raise, SLR의 범위가 제한되는 경우가 많으며 하지 직거상 검사 SLR, Laseque test는 음성으로 나타납니다. 장골은 후방 경사를 이루고 있는 경우가 많으며 요추의 전만이 감소되어 있는 경향을 보입니다.

2) 허벅지 외측의 대퇴이두근 Biceps femoris에 통증 유발점이 생기면, 연관통은 무릎 뒤쪽을 중심으로 나타나며 허벅지의 뒤쪽으로 상행하여 확산됩니다. 이로 인한 보상작용으로 세면대에서 몸을 숙이면 허리가 아프거나, 몸을 숙여서 물건을 줍거나 세수를 하다가 허리를 삐끗하는 경우와 같은 일상생활에서의 부상이 발생하곤 합니다. 보통은 허리가 약해서 다쳤다고 생각하기 쉽습니다(물론 가능성은 있습니다). 하지만 슬괵근 그룹이 약한 것에 대한 보상으로 허리의 긴 근육이 무리하게 되어 허리를 삐는 경우가 더 많습니다

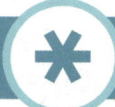 **가성 좌골신경통, 테카테라피 핵심포인트**

STEP 1. 통증 부위 확인 및 수기 치료

- 환자자세 : Prone Position
- 플레이트 : Upper Buttock & Back of Referred Pain Side
- 적용방법 : TECAR 1.0, RET Low Pulse 3~10분
- 인텐시티 : 30~10% (상황에 따라 증감)
- 시행방법 :
  (1) 연관통 둔부 위에 연관통이 진행되는 쪽 발목을 향해서 접착식 리턴 플레이트를 세로모양으로 부착
  (2) 연관통이 있는 쪽 발목에 Flex 혹은 Bracelet 착용(반드시 Low Pulse 사용)
  (3) 환자의 통증 유발점과 연관통 지역 확인 (필요시 지워지는 펜으로 표시). 이때 좌골결절의 슬괵근 그룹 부착 지점의 통증 양상도 꼭 확인하고 표시
  (4) 먼저 통증 유발점과 연관통 부위를 재체크하면서 부드럽게 근육마사지, 근막 이완 (이때 컨덕티브 크림을 도포하면서 미리 좌골결절의 통증양상까지 체크)
  (5) 치료사의 손목에 Bracelet을 착용하고 (4)번 치료 동작 시행 (4), (5) 번은 상황에 따라 동시 사용 혹은 가감

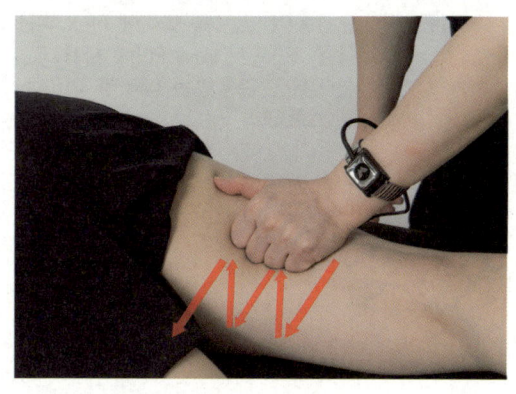

STEP 2. 통증 유발점 치료와 통증 완화

- 환자자세 : Prone Position
- 플레이트 : Upper Buttock & Back of Referred Pain Side
- 적용방법 : Blade, RET Low Pulse 3~5분
- 인텐시티 : 30~10%
- 시행방법 :

    (1) 둔부 아래쪽으로 번지는 연관통 지역과 근육방향을 따라 상하방향을 중심으로 45도 각도로 천천히 블레이딩. 이때 표면이 부드럽지 않은 부분을 중심으로 부드럽게 블레이딩. (단, 하지정맥류와 같이 혈관이 튀어나와 있거나 꼬여있는 부분은 혈전 이동 등의 위험으로 블레이딩 금지)

    (2) 멀티폴라로 연관통이 있는 부위를 직선과 원형으로 러빙 할 수도 있음 (인텐시티 30%, MIX+ 사용가능)

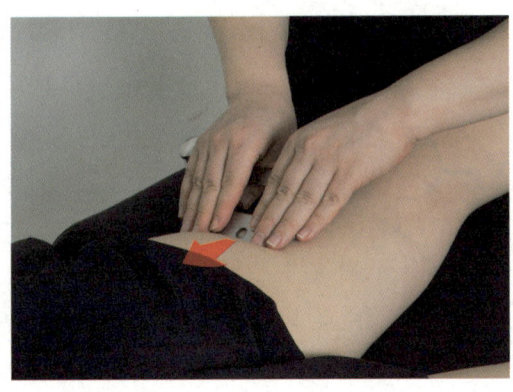

STEP 3. 슬괵근 그룹 스트레칭과 기능회복

- 환자자세 : Supine Position
- 플레이트 : Mid Back or Ischial Tuberosity area of Referred Pain Side
- 적용방법 : TECAR 2.0, RET Low Pulse 2~4분
- 인텐시티 : 30~10%
- 시행방법 : 연관통이 있는 쪽 발목에 Flex 혹은 Bracelet 착용. (반드시 Low Pulse 사용) Supine 포지션에서 연관통있는 다리를 머리쪽으로 천천히 스트레칭. 필요시 스트레칭 밴드를 동시에 이용가능. 단, 환자 통증상태를 감안하여 천천히 시행. 시행후에는 Mckenzie Exercise_ Standing Extension 동작으로 마무리하면 좋음

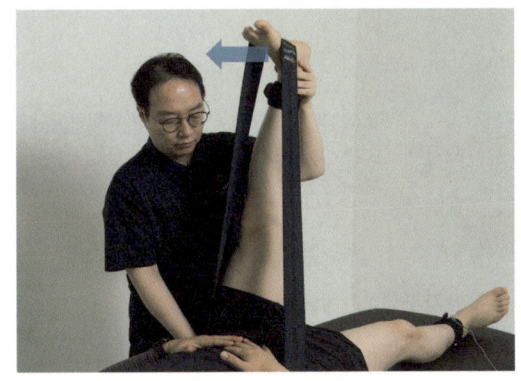

2 만성 구획증후군 (하지 부종)
Chronic Compartment Syndrome

간혹 다리가 터질 듯이 아프고 붓는 증상으로 내원하는 환자분들이 있습니다. 오래 서 있거나 앉아 있을 때, 혹은 누워서 자려고 할 때도 같은 증상이 있다고 호소하는 경우가 있습니다. 여기서는 심한 경우 괴사에 이를 수 있어 긴급수술까지 고려하는 응급상황의 '급성 (확정형) 구획 증후군'이 아니라 '만성 (재발형) 구획증후군 (골-근막간실 증후군)' 에 대해 다뤄보고자 합니다.

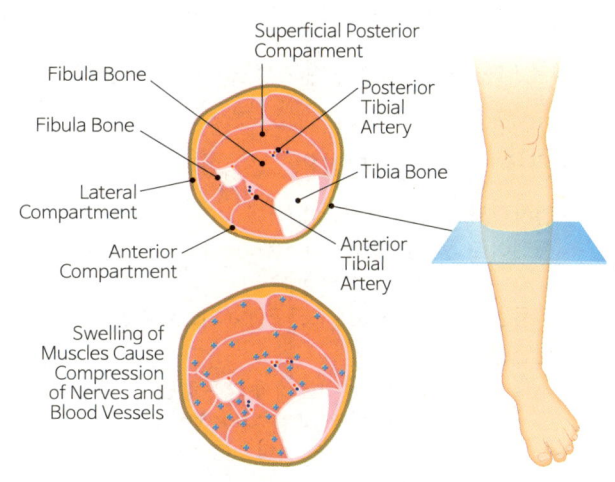

그림 4-2 만성 구획증후군 단면도

종아리를 제2의 심장이라고 하듯이 하지의 순환에 있어서 근육 펌프는 중요한 역할을 합니다. 근육이 한 번씩 수축과 이완을 하면서 혈관을 꽉 짜주는 힘으로 정맥의 피가 심장까지 올라갈 수 있습니다. 하지만 오랫동안 앉아 있거나 서있는 사람들은 점차 하지에 피가 몰리게 되고 하지가 퉁퉁 붓게 됩니다. 종아리근육은 크게 4개의 근육 그룹으로 나눕니다. 4개의 근육 그룹은 각각의 근막에 둘러싸여 4개의 구획으로 나눠집니다. 이 중에서 심층후방 구획 Deep Posterior Compartment은, 중앙에 위치하여 다른 근육들에 둘러싸여 가장 깊숙이 위치해 있고 신경과 혈관이 가장 많이 지나갑니다. 다른 구획과 다르게 이 구획의 붓기는 잘 빠지지 않습니다. 이 구획의 압력 증가는 신경과 혈관을 압박하여 증상을 더 가속화하게 됩니다.

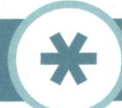 만성 구획증후군 (하지 부종), 테카테라피 핵심포인트

만성 구획 증후군 치료의 핵심은 천층후방구획 (Superficial Post. C. : 비복근 Gastrocnemius, 가자미근 Soleus, 족척근 Plantaris의 건 Tendon으로 구성)과 특히 심층 후방 구획 (Deep Post. C. : 슬와근 Popliteus, 후경골근 Tibialis Posterior, 장지굴근 FDL, 장무지굴근 FHL)의 뭉친 근육, 근막을 이완하고, 울혈을 감소시켜서 혈액순환을 원활하게 하고 신경 포착을 감소시키는 것입니다.

STEP 1. 장딴지 이완

- 환자자세 : Prone Position
- 플레이트 : Abdomen or Anterior Shin Splint Area of Swelling Leg Side
- 적용방법 : TECAR 1.0, CET Dynamic 3~4분
- 인텐시티 : 40~30%
- 시행방법 : 부어있는 종아리에서 양쪽 장딴지 2곳을 각각 하나씩 기시 정지를 따라 직선 러빙을 주로 하고, 필요에 따라 원형으로 러빙

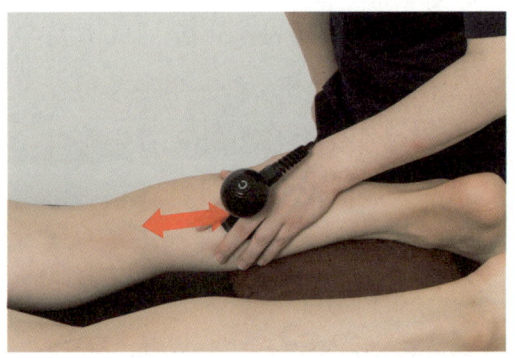

STEP 2. 허벅지와 슬와 이완
(특히, 대퇴이두근 부위 총비골신경, 경골신경 등의 포착을 이완)

- 환자자세 : Prone Position
- 플레이트 : Abdomen or Anterior Thigh Area of Swelling Leg Side
- 적용방법 : TECAR 1.0, CET Dynamic 3~4분
- 인텐시티 : 40~30%
- 시행방법 : 허벅지의 기시 정지를 따라 직선 러빙을 주로 하고, 필요에 따라 원형과 수평으로도 러빙

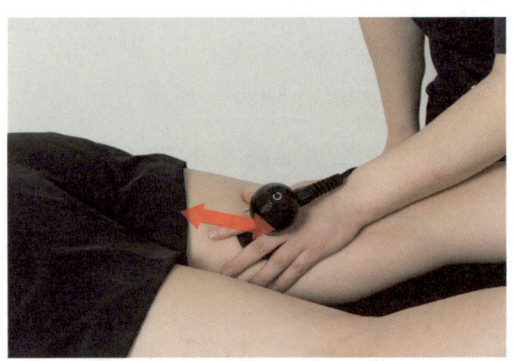

STEP 3. 장딴지와 허벅지 치료 1 (수기)

- 환자자세 : Prone Position
- 플레이트 : Abdomen or Anterior Shin Splint or Anterior Thigh or Mid Back (허리 뒤 편에 사용시에는 접착식 리턴 플레이트)
- 적용방법 : TECAR 1.0, RET 2분 (RET Low Pulse 3~4분)
- 인텐시티 : 30% (RET Low Pulse 30~20%)
- 시행방법 :
  (1) 치료사는 양손 혹은 한 손으로 장딴지의 기시 정지를 따라 위아래 혹은 수평으로 수기 (허혈성 압박 혹은 매뉴얼 마사지) 적용하거나 장딴지를 잡고 살짝살짝 들어올리는 동작 5~10회 반복
  (2) 허벅지로 올라가서 기시, 정지를 따라 상하 혹은 수평으로 수기 적용하고 허벅지를 손으로 잡아 살짝살짝 들어올리는 동작 5~10회 반복

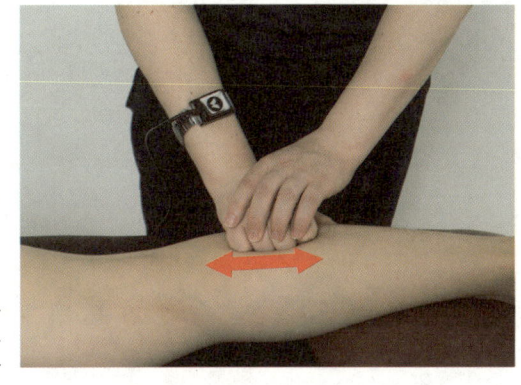

STEP 4. 장딴지와 허벅지 치료 2

- 환자자세 : Prone Position
- 플레이트 : None
- 적용방법 : 멀티폴라 Mix + (장딴지 2분, 허벅지 2분)
- 인텐시티 : 40%~20% (주로 30%)
- 시행방법 : 멀티폴라 도자를 잡고 쉼 없이 장딴지 혹은 허벅지의 부종, 울혈 등의 부위를 상하 혹은 수직과 원형 등으로 도자가 몸에서 떨어지지 않게 주의하며 러빙

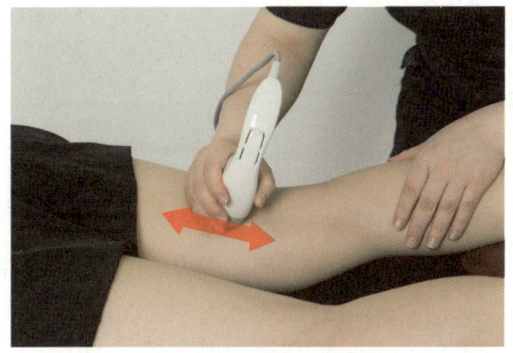

STEP 5. 장딴지와 허벅지 치료 3 (수기)

- 환자자세 : Prone Position
- 플레이트 : Mid Back (접착식 리턴 플레이트)
- 적용방법 : TECAR 2.0, RET Low pulse 3~4분
- 인텐시티 : 30%~20%
- 시행방법 :
  (1) 양쪽 발목에 Flex 혹은 Bracelet 착용 (반드시 Low Pulse 사용)
  (2) 장딴지와 허벅지에 치료사가 수기 적용 (STEP 3과 같은 수기 동작 시행 가능)

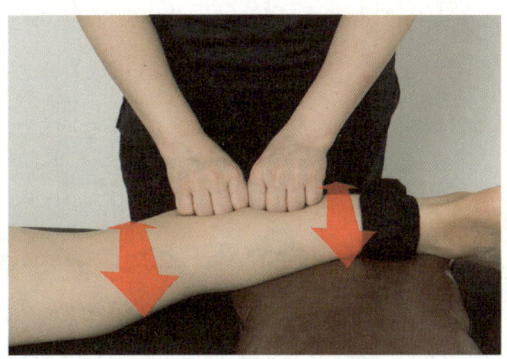

3　장경인대 마찰 증후군 Iliotibial band Friction Syndrome

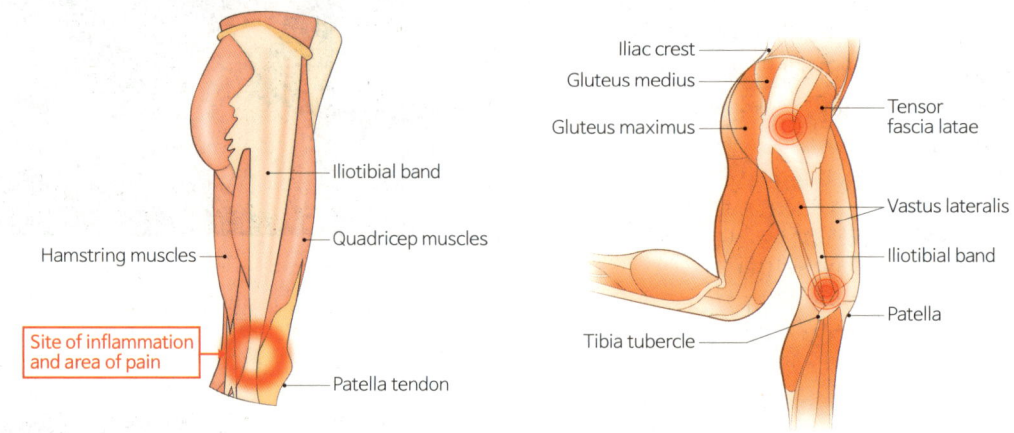

그림 4-3 장경인대 마찰 증후군의 염증 및 통증 분포

'장경인대 마찰 증후군'은 고관절과 슬관절 두 개의 관절에 걸쳐있는 장경인대에 염증이 생긴 질환을 의미합니다. 염증은 무릎 외측상과와 장경인대 사이에서 나타나게 되는데, 조깅이나 사이클을 즐기는 일반인 혹은 선수들에게서 자주 나타납니다. 무릎 외측에서 타는 듯한 느낌이나 날카로운 통증이 나타날 수 있는데, 이 통증은 고관절, 허벅지 바깥쪽이나 종아리 바깥쪽까지 퍼질 수 있습니다. 무릎 바깥쪽을 누르면 심한 통증을 호소합니다. 장경인대에 염증이 생기는 이유는 무릎을 30도 정도 구부렸을 때, 장경인대가 무릎의 외측상과와 부딪히기 때문입니다. 부딪히는 횟수가 누적될수록 손상이 생기고 이것이 염증으로 악화되는 것입니다.

　무릎에서 나타나는 충돌은 장경인대의 긴장도가 높을수록 그 강도가 세지게 됩니다. 장경인대는 대둔근과 대퇴근막장근이 수축할 때 그 긴장도가 높아집니다. 더불어 대퇴근막장근을 운동 지배하는 상둔신경 Superior Gluteal N.의 보상적 신경 포착이 이상근에 의해 일어나기도 합니다. 만약 외측광근이 발달되어 있거나 병적 과 긴장이 있으면, 팽팽해진 장경인대와 커진 외측광근 사이의 지속적 마찰로 염증성 통증이 일어날 수 있습니다.

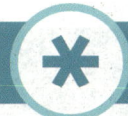
장경인대 마찰 증후군, 테카테라피 핵심포인트

　장경인대 마찰 증후군의 치료 포인트는 매우 단단한 장경인대와, 그것과 이어진 대퇴근막장근, 대둔근, 이상근, 외측광근 부위를 이완시켜 주는 것입니다. 더불어 무릎을 자주 구부리는 동작을 최대한 피할 수 있도록 주의해야 하겠습니다. 시간적 여유가 되고 필요가 있다고 판단될 때, 하퇴 바깥쪽으로 내려가는 소둔근의 통증 유발점과 연관통 부위의 이완을 병행한다면 더욱 도움이 될 수 있습니다.

STEP 1. 대퇴근막장근, 외측광근 (대둔근 외측, 소둔근, 이상근 외측)의 이완과 Blade 통증 유발점 치료

- 환자자세 : Side Lying
- 플레이트 : Medial Side of Thigh (대퇴부 : 허벅지 내측에 접착식 리턴 플레이트 사용)
- 적용방법 : TECAR 1.0, CET Dynamic 3~4분 + Blade
- 인텐시티 : 40~30%
- 시행방법 : 대퇴근막장근, 외측광근, (가능하다면 대둔근 외측, 소둔근, 이상근 외측) 부위의 기시 정지를 따라 각각 직선 러빙을 하고, 원형과 측면으로도 지그재그로 자연스럽게 러빙. (이때 상기 근육들에 분포하는 일반적인 통증 유발점 부위를 미리 염두에 두면 더욱 좋음. 더불어 외측광근은 장경인대를 중심으로 허벅지 가측에서 주로 앞쪽과 간혹 뒤쪽으로 나뉘어져 접근할 수 있음도 생각해 두면 도움이 됨)

　통증유발점들이 느껴지면 그 부위에 좀더 집중 이후 Bracelet : RET 30%, 20초~1분 또는 블레이드 : RET Low Pulse 20~30%, 30초~3분 등으로 통증 유발점 부위를 더욱 집중치료 할 수 있음

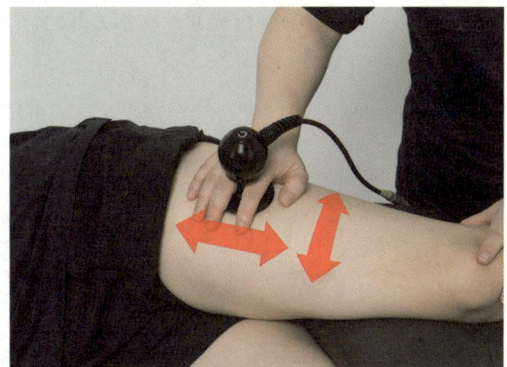

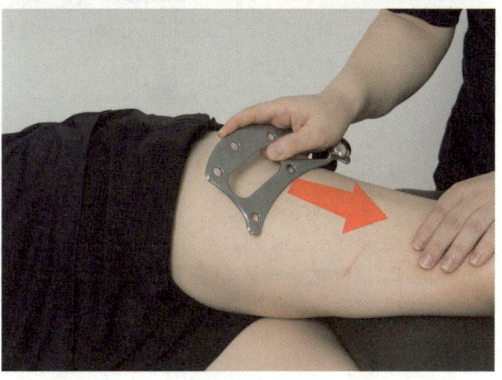

STEP 2. 장경인대 부위의 치료

- 환자자세 : Sidelying
- 플레이트 : Medial Side of Thigh (대퇴부 : 허벅지 내측에 접착식 리턴 플레이트 사용)
- 적용방법 : TECAR 1.0, RET 2~3분
- 인텐시티 : 40~30%
- 시행방법 : 장경인대 부위를 따라서 천천히 직선 및 원형 러빙. 측면으로도 천천히 자연스럽게 러빙. RET도자는 잠깐의 시간 동안 (약 5초~7초 전후)로 대퇴근막장근과 대둔근 사이 고관절 주변 장경인대 연결지점에 멈춰 고정한 후, 치료사의 손이나 무릎으로 환자의 무릎 주변을 받치고 고관절 혹은, 슬관절 굴곡과 신전의 운동을 자연스럽게 시행할 수 있음.

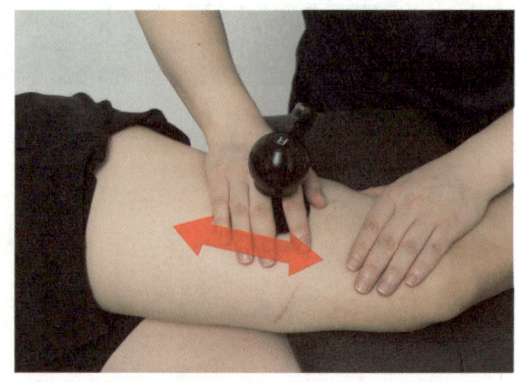

STEP 3. 대둔근, 소둔근, 이상근의 본격적인 이완과 Blade 통증유발점 치료

- 환자자세 : Prone
- 플레이트 : Abdomen or Anterior Thigh
- 적용방법 : TECAR 1.0, CET Dynamic 3~4분 + Blade
- 인텐시티 : 40~30%
- 시행방법 :
  (1) 치료 시행부위를 제외하고 수건 등으로 가릴 수 있도록 조치
  (2) 바뀐 자세에서 대둔근, 소둔근, 이상근의 기시 정지를 따라 각각 CET 일렉트로드로 직선 러빙을 하고, 원형과 측면으로도 지그재그로 자연스럽게 러빙. (이때 상기 근육들에 분포하는 일반적인 통증 유발점 부위를 미리 고려해 둔다면 더욱 좋음) 통증 유발점들이 느껴지면 그 부위에 좀더 집중. 이때 두드러지게 나타나는 통증 유발점들은 블레이드 : RET Low Pulse 20~30%로 약 1~3분 동안 통증 유발점별로 위치를 바꿔가며 집중치료

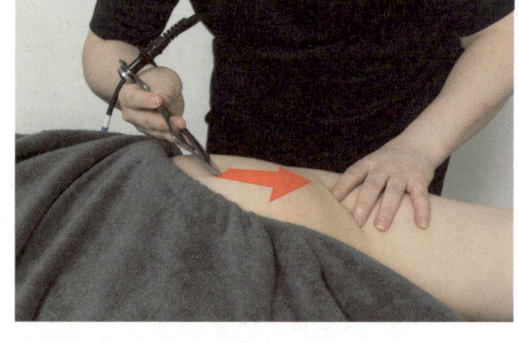

4 슬개대퇴 통증 증후군
Patellofemoral Pain Syndrome

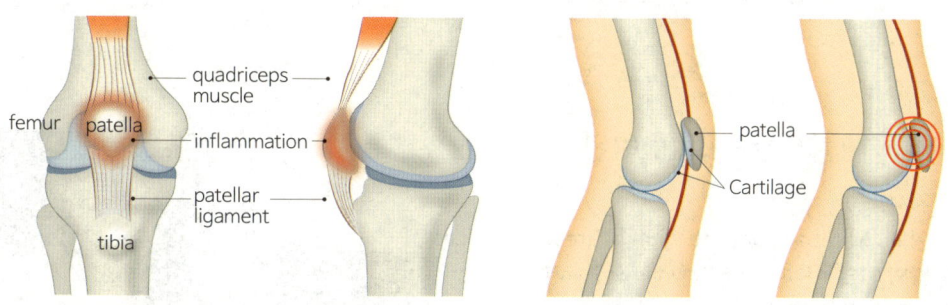

그림 4-4 슬개대퇴 통증 증후군의 통증 양상

    젊은 성인의 약 20~30%가 무릎의 통증을 호소하는데 이중 약 50%가 '슬개대퇴 통증 증후군' patellofemoral pain syndrome인 것으로 알려져 있습니다. 최근의 연구에 의하면, 오랫동안 약해진 대퇴사두근이 반복적인 과사용과 급격한 과부하에 노출되면 근섬유들이 손상을 입고 이에 대한 치유 과정에서 대퇴사두근이 단축되어 힘줄이 정지하는 슬개골을 잡아 당기게 됩니다 (견인). 이때 슬개대퇴 관절면에 마찰이 일어나 무릎 앞면이나 관절 속의 통증을 유발하게 됩니다. 더 나아가 이 견인력이 경골인대를 통해 경골을 당기면 대퇴경골관절 간격을 좁혀 통증을 일으키고 보상적 대퇴신경 포착을 일으키는 장요근의 과 긴장까지 나타나게 됩니다. 이와는 별개로 반막상근과 대퇴이두근의 과 긴장에 의해 각각 무릎 내측과 외측의 심재성 통증을 유발하기도 합니다. 한국인의 경우 O자 다리가 많아 무릎 내측에 체중 부하가 집중되어 반막상근의 문제가 더 많이 발생합니다.

슬개대퇴 통증 증후군, 테카테라피 핵심포인트

슬개대퇴 통증 증후군으로 인한 무릎 통증 치료의 포인트는 대퇴사두근 그룹 Quadriceps Group 과 장요근을 이완치료하고 더 나아가 반막상근과 대퇴이두근까지 치료하면 더욱 효과적입니다. 치료 후에는 대퇴사두근 그룹 중 약해진 내측사선광근 Vastus Medialis Oblique, VMO의 강화가 꼭 필요합니다.

STEP 1. 대퇴사두근 그룹 이완

- 환자자세 : Supine
- 플레이트 : Mid-back or Post-thigh of Treatment side
- 적용방법 : TECAR 1.0, CET Dynamic 3~4분
- 인텐시티 : 40~30%
- 시행방법 : 대퇴 앞쪽의 가쪽부터 안쪽으로 외측광근, 중간광근, 대퇴직근, 내측광근의 정지 기시 방향을 따라 4개의 근육을 번갈아 왔다갔다 하면서 직선, 원형, 지그재그로 러빙. 통증 유발점이 느껴지는 부위가 있으면 좀더 집중적으로 치료

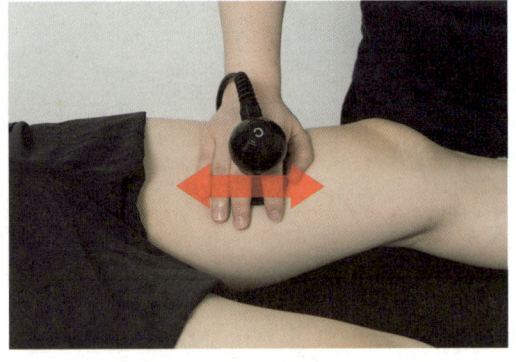

STEP 2. 장요근 이완

- 환자자세 : Supine (+ Hook Lying)
- 플레이트 : Mid-Back
- 적용방법 : TECAR 1.0, RET 1~2분 (Low Pulse 3~4분)
- 인텐시티 : 40~30% (Low Pulse 40~20%, 주로 30%)
- 시행방법 :

(1) 장요근 중 무릎 통증에 더 영향을 주는 양상이 있는 장골근 Iliacus을 먼저 이완. Bracelet을 치료사의 손목 위쪽에 착용하고 ASIS 안쪽부터 장골 앞면에 있는 연부조직을 헤쳐 엄지 혹은 2~4번째 손가락을 통하여 수기치료를 실시 (봉공근 안쪽과 서혜인대 사이도 이완치료가 가능하지만 민감한 부위이므로 주의, 혹은 실시하지 않음)

(2) 대요근 Psoas major 이완치료는 복직근 근복 가쪽부터 추체쪽으로 3~4 (2~5)번째 손가락을 비스듬하게 넣는 듯한 자세로 수기치료를 실시

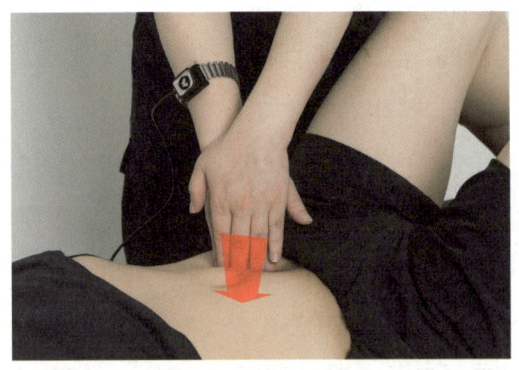

STEP 3. 반막상근 & 대퇴이두근 이완과 Blade 통증 유발점 치료

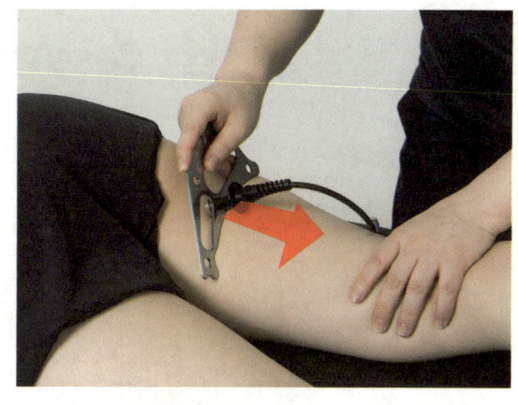

- 환자자세 : Prone
- 플레이트 : Abdomen
- 적용방법 : TECAR 1.0, CET Dynamic 3~4분 + Blade
- 인텐시티 : 40~30%
- 시행방법 :

  (1) 반막상근과 대퇴이두근 각각의 기시 정지와 일반적인 통증 유발점,

  연관통 부위를 미리 체크하고 그 부위를 따라 개별적으로 각각의 근육을 먼저 CET로 이완

  (2) 직선 러빙을 기본으로 하며, 필요에 따라 원형 러빙, 지그재그 러빙을 부드럽게 실시. 이때 환자가 호소하는 무릎 뒤편의 통증 호발 부위가 좀 더 많은 편부터 치료를 실시해도 무방. 환자의 통증 유발점이 느껴지는 부위가 있으면 좀 더 집중적으로 치료

  (3) 통증 유발점 부위에 Bracelet, Blade 등을 적용 가능하며, Bracelet : RET 30%, 20~30초 또는 블레이드 : RET Low Pulse 20~30%, 30초~1분 등으로 통증 유발점 부위를 더욱 집중치료 할 수 있음

5 거위발 건염 Pes Anserinus Bursitis

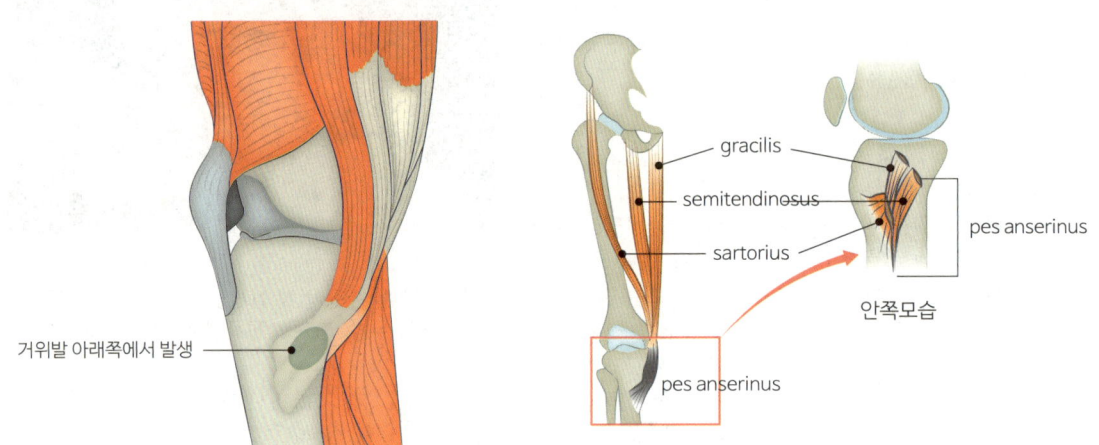

그림 4-5 거위발건과 건 아래에 놓인 물주머니

거위발건은 무릎의 안쪽에 박근 Gracilis, 봉공근 Satorius, 반건상근 Semitendinosus이 붙어있는 곳입니다. 이 건들 아래에는 물주머니가 위치해 있으며 건과 뼈 사이의 마찰을 줄여줍니다. 거위발건염은 위 근육들의 아래에 있는 물주머니에 발생하는 염증을 일컫는 말입니다. 이 세 가지 근육들은 해부학적으로 가까이 위치해있기 때문에 각각의 근육이 서로 영향을 주고받습니다.

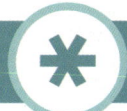 거위발건염, 테카테라피 핵심포인트

거위발건염 치료의 핵심은 박근, 봉공근, 반건상근 세 가지 근육 및 근막의 이완과 거위발건 부착 부위의 염증 완화, 세포 진정 및 재생 촉진이라고 할 수 있습니다.

STEP 1. 세 가지 근육 이완

- 환자자세 : Supine Position + Hip External Rotation (Slightly)
- 플레이트 : Lateral Thigh or Mid Back
- 적용방법 : TECAR 1.0, CET Dynamic 3~4분
- 인텐시티 : 40~30%
- 시행방법 :
  (1) 거위발건 부착부위 바로 윗부분부터 내측의 박근과 반건상근의 기시, 정지를 따라 직선 러빙과 원형 러빙
  (2) ASIS 바로 아래부터 거위발건 부착부위 방향으로 봉공근의 기시, 정지를 따라 비스듬하게 때로는 원형으로 부드럽게 러빙 (치료시간이 부족할 경우 멀티폴라를 이용해 빠르고 간편하게 세 가지 근육 각각의 기시, 정지 사이의 근복을 이완)

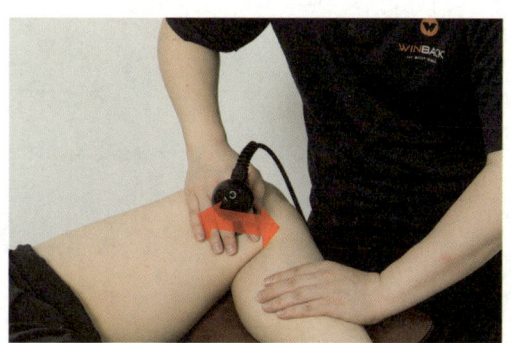
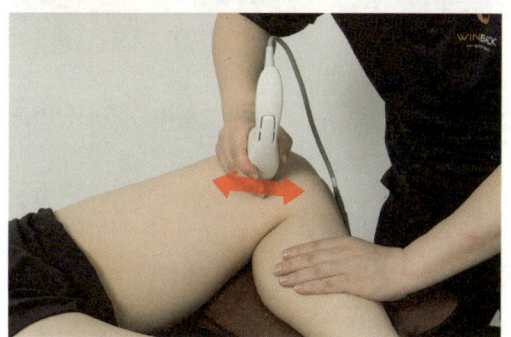

STEP 2. 통증 감소, 부종 감소, 관절가동범위 운동을 위한 RET 비열치료

- 환자자세 : Supine Position
- 플레이트 : Flex 1 : Above Pes Anserius + Flex 2 : Below Pes Anserius (거위발건 위쪽과 아래쪽에 각각 Flex 1&2)
- 적용방법 : TECAR 2.0, RET Low Pulse 3~4분
- 인텐시티 : 30~20%
- 시행방법 : 뒷꿈치를 바닥에 붙이고 무릎을 자연스럽게 굽혔다 폈다 할 수 있도록 세팅. 치료사가 양손으로 환자의 다리 안쪽과 바깥쪽을 살며시 잡고 무릎을 굽히고 펴는 동작을 5~10번 부드럽게 반복. 이상이 없으면 2~3세트 실시

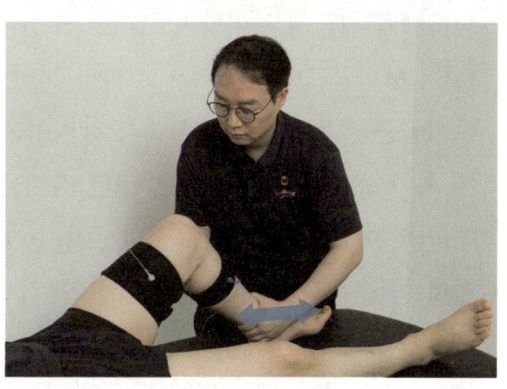

6 (장)단비골근 증후군
Peroneus (Longus &)Brevis Syndrome

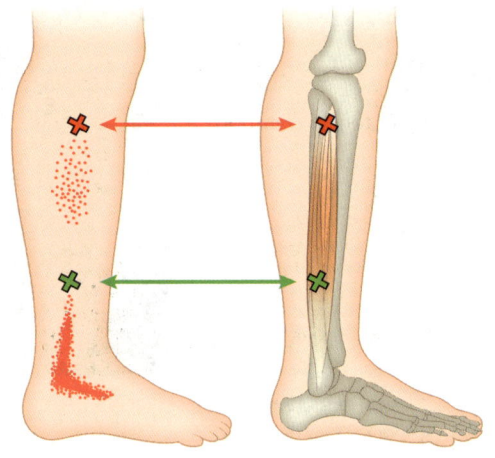

그림 4-6 (장)단비골근 증후군의 통증유발점과 통증 양상

발목을 안쪽으로 접질리게 되면 가장 두드러지게 나타나는 증상이 단비골근의 손상입니다. 더불어 발목을 삐끗하거나 헛디딘 적도 없는데 발목이 아픈 경우가 있습니다. 이런 경우는 일반적으로 발목 염좌일 때 통증이 나타나는 복숭아뼈 앞이나 아래쪽이 아닌, 바깥쪽 복숭아뼈와 뒤꿈치 사이가 아프다고 호소합니다. 이는 대부분 단비골근의 긴장에 의한 통증입니다. 단비골근이 반복적으로 과한 부하를 받게 되면 근육이 경직되고 탄력을 잃게 됩니다. 단비골근은 복숭아뼈 뒤쪽에서 장비골근과 함께 점액성 막(건초)에 싸여서 이 막과의 마찰에 의한 통증을 일으킵니다. 또한 장비골근과 단비골근을 덮어 고정하는 지지띠 (하비골지대)와의 마찰로 인한 통증도 발생할 수 있습니다. 더 나아가서는 보상적 신경 포착이 이어지면서 이 근육군의 지배 신경들이 2차적으로 포착될 수 있는 대퇴이두근에 대부분의 압통점 Tender Point이 존재하게 됩니다.

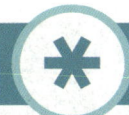 (장)단비골근 증후군, 테카테라피 핵심포인트

　(장)단비골근 증후군 치료의 핵심은 단비골근, 장비골근, 대퇴이두근의 근육, 근막 이완과 단비골근과 장비골근을 싸고 있는 건초와 하비골지대 부위의 염증 완화, 세포재생 촉진이라고 하겠습니다. (장)단비골근 치료는 아래의 방법으로 시행하고, 대퇴이두근의 이완치료는 앞 쪽의 '슬개대퇴통증 증후군' 치료 STEP 3부분에 설명된 대퇴이두근 이완 부분을 참고하면 됩니다.

STEP 1. 장비골근과 단비골근 이완

- 환자자세 : Side Lying
- 플레이트 : Medial Side of Leg (하퇴 내측에 접착식 리턴 플레이트 혹은 일반 리턴 플레이트)
- 적용방법 : TECAR 1.0, CET Dynamic 2~3분
- 인텐시티 : 30~20%
- 시행방법 :

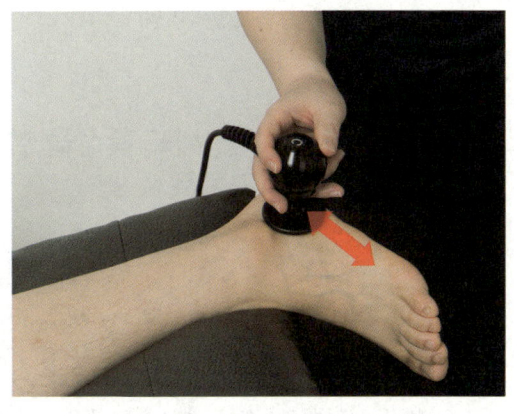

(1) 먼저 장비골근의 기시 정지와 통증 유발점 부위를 염두에 두고 기시 정지를 따라 직선 러빙. 필요에 따라 비스듬하게 지그재그로 러빙. 이때 환자가 호소하는 통증 부위가 있는지 확인하며 일반적인 통증 유발점과도 비교하여 집중치료

(2) 단비골근에 대부분의 통증 유발점과 연관통 부위가 많이 있음. 환자의 발목 안쪽을 베게, 수건 등으로 받쳐 발목이 자연스럽게 안쪽으로 떨어지도록 유도 (내번). 이때 CET도자의 사이즈는 작은 것이 편리함

(3) 단비골근의 기시 정지와 통증 유발점을 염두에 두고 기시 정지를 따라 부드럽게 러빙. 장비골근과 단비골근이 겹치기 시작하는 단비골근의 기시점 부근을 중심으로 통증 유발점이 어떻게 분포하는지 유의해서 확인하고 러빙

(4) 복숭아뼈 위쪽과 뒤쪽 앞쪽을 따라 복숭아뼈 보다는 복숭아뼈 주변으로 연관통 부위를 부드럽게 러빙

STEP 2. 장비골근과 단비골근의 통증 유발점 치료

- 환자자세 : Side Lying
- 플레이트 : Medial Side of Leg (하퇴 내측에 접착식 리턴 플레이트 혹은 일반 리턴 플레이트)
- 적용방법 : Blade, RET Low Pulse 1~3분
- 인텐시티 : 30~20%
- 시행방법 : 장비골근의 통증 유발점 부위와 단비골근의 통증 유발점 부위를 중심으로 30~45도 정도로 비스듬하게 7~8회 혹은 10~15회씩 천천히, 부드럽게 블레이딩

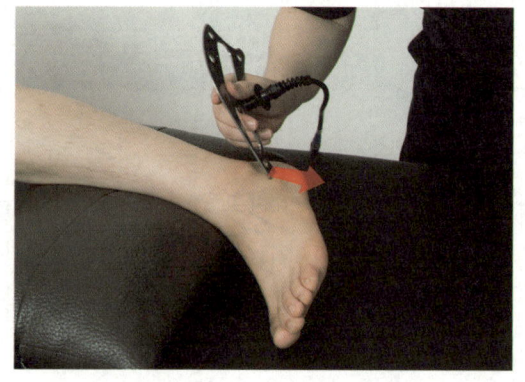

STEP 3. 세포 진정, 세포 활성을 위한 RET 비열치료

- 환자자세 : Side Lying or Sitting
- 플레이트 : Patch 1 on Fibular Head & PL TP
  Patch 2 on Lateral Malleolus & PB TP
  * 접착식 리턴 플레이트 1 : 비골두를 덮으면서 비골두 아래쪽 장비골근 통증 유발점 방향으로 부착
  * 접착식 리턴 플레이트 2 : 복숭아뼈를 덮으면서 복숭아뼈 위쪽 단비골근 통증 유발점 방향으로 부착
- 적용방법 : TECAR 2.0, RET Low Pulse 2~5분
- 인텐시티 : 30~20%
- 시행방법 :
  (1) 환자는 옆으로 눕거나 앉아서 자연스럽게 발목을 아래 방향과 내측으로 떨어뜨림
  (2) 치료사는 가볍게 환자의 발목과 다리를 보조해 주면서 수동과 능동보조로 부드럽게 발목의 족배 족저굴곡과 내번, 외번. 이때 족저굴곡과 외번 시에 통증을 방지하기 위해서 치료사가 관절가동범위 (ROM) 운동을 보조하는 동시에 통증 호 (Painful Arc) 이내로 관절가동범위에 제한을 줄 수 있음. 5~7회, 2세트 정도 반복
  (3) 환자는 상기 (1)번의 편안한 자세를 유지하면서 발목 ROM운동은 하지 않고 약 2~5분간 휴식하며 RET 비열모드로 추가적으로 자연스럽게 치료 받음

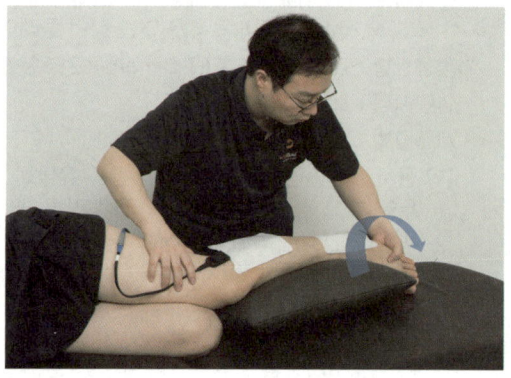

7 무릎 인공관절 수술 후 관리
TECAR THERAPY after Total Knee Replacement

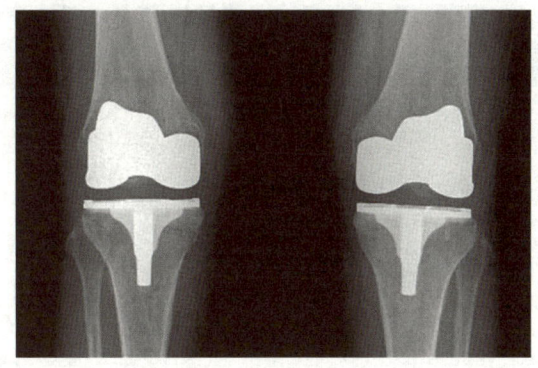

그림 4-7 무릎 인공관절 수술 후 방사선 사진 (X-Ray)

    나이가 많은 고령층에게 관절질환은 피해 갈 수 없는 질환 중 하나입니다. 특히 하루에도 수십 번씩 굽히고 펴기를 반복하는 무릎관절은 퇴행성 증상이 나타나기 쉽습니다. 무릎의 퇴행성관절염이 심한 말기 상태에서 마지막으로 사용할 수 있는 방법 중 하나는 인공관절 수술을 시행하는 것입니다. 기존 관절을 제거한 후 인공으로 만들어진 관절을 삽입해 정상적인 관절 기능을 회복시켜 줍니다. 인공관절 수술과 같은 무릎 통증 관련 수술을 받을 경우, 수술 후 재활의 중요성은 아무리 강조해도 지나치지 않습니다. 수술을 시행하고 적절한 재활치료를 받지 않으면 통증 개선과 관절 기능 회복이 이뤄지지 않고, 그대로 시간이 흘러 관절은 굳어져 버립니다. 이것을 다시 회복시키기 위해서는 상당한 시간과 노력이 필요하게 됩니다.

    테카테라피는 생체 조직에만 영향을 주기 때문에 인공관절이나 보철에도 사용이 가능합니다. 인공관절이나 보철은 이미 신체 내부에서 조직과 완전히 결합되어 있으므로 스파크나 화상의 위험이 거의 없습니다. 무릎 인공관절 수술 후 급성기 3일 이상의 시간이 지난 환자에게 테카테라피를 적용하면 편안하고 부드럽게 관절가동범위 운동을 실시할 수 있습니다. 또한, 수술 부위와 주변 부위의 유착을 방지하며, 혈전을 예방하고 부기를 빼는 등의 효과를 기대할 수 있습니다.

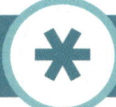 무릎 인공관절 수술 후 관리, 테카테라피 핵심포인트

무릎 인공관절 수술 후에는 일반적으로 무릎 외측의 장경인대 라인과 무릎 내측의 거위발건 Pes Anserius 부위의 구축이 발생하여, 무릎 관절가동범위 회복 운동 시 어려움을 발생시키는 요인 중 하나가 됩니다. 이것을 해결해 주는 것이 핵심입니다.

앞쪽에서 설명한 '장경인대 마찰 증후군' 치료 STEP 2 부분과, '거위발 건염' 치료 STEP 1, 2 부분을 사전에 참고하고 테카테라피를 실시합니다. 단, 환자의 자세는 수술 후의 어려움을 감안하여 Supine으로 합니다.

STEP 1. 무릎관절의 부종감소, 관절유연성 증진과 관절가동성 회복

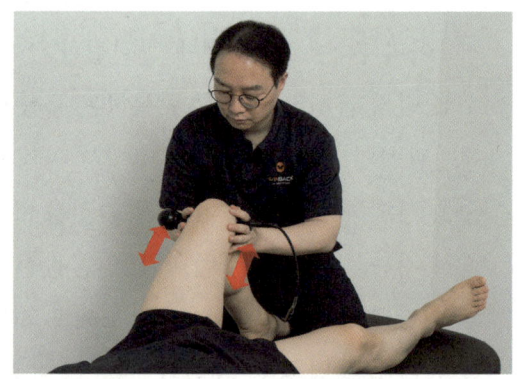

- 환자자세 : Supine
- 플레이트 : RET Electrode + Mobile Plate (RET 일렉트로드와 모바일 플레이트를 치료사의 양 손에 하나씩 준비)
- 적용방법 : TECAR 3.0, RET Low Pulse 2~4분
- 인텐시티 : 40~30% (테카테라피 적용 초기 1~2일간은 30~20%)
- 시행방법 :

  (1) 환자가 수술 받은 무릎부위를 최대한 자연스럽게 굽히게 한 후, RET 일렉트로드와 모바일 플레이트를 무릎 외측과 내측에 동시에 대고 무릎 주변을 상기 두 개의 악세사리가 마주보기도 하고 엇갈리기도 하듯 부드럽게 오고 가며 러빙. 이때 장경인대 라인과 거위발건 부위에도 적용할 수 있도록 함

  (2) 무릎 양측에 두 개의 악세사리가 약 5~7초 전후로 잠시 멈춤. 이때, 양말을 신고 있거나 수건을 받친 환자의 발뒤꿈치가 베드 위에서 자연스럽게 슬라이딩 할 수 있도록 도우면서 무릎 관절의 굴곡과 신전운동을 실시. 약 7회씩 2~3세트 실시

  (3) 치료 옵션 : 발목관절에도 상기의 (1), (2) 방법과 동일하거나, 비슷한 느낌으로 발목의 족저, 족배 굴곡과 함께 적용할 수 있으면 하지의 부종 감소와 혈액순환, 혈전 예방과 수술 후 회복에 더욱 도움이 됨

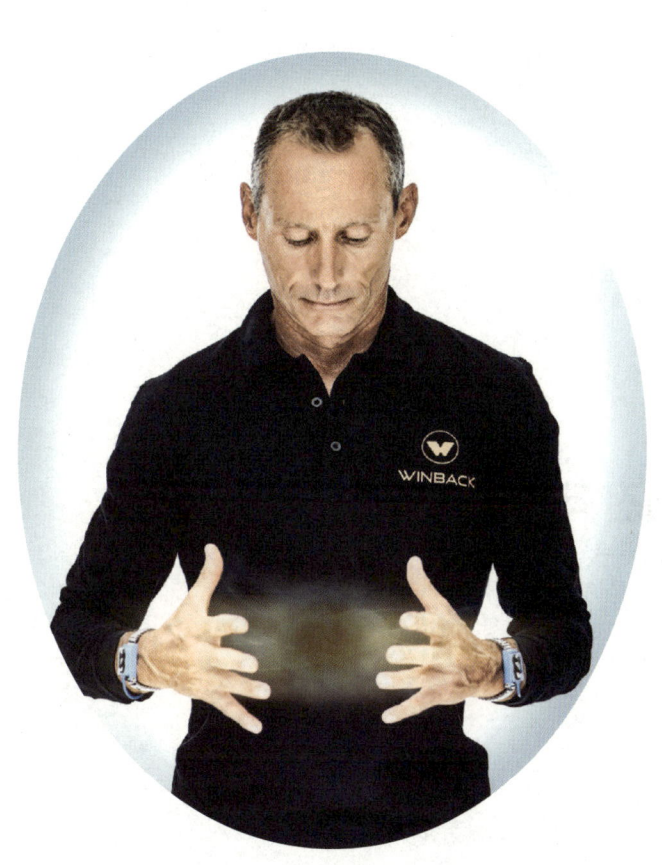

TECAR THERAPY **실전 테카테라피** 　제2권 하지 Lower Extremity

근육부위별 이완과 스트레칭을 중심으로 한 테카테라피 임상매뉴얼

발　　행	2020년 12월 4일
공　　저	이갑인, 김선기, 함상용
감　　수	김형준
발 행 인	김성열
편　　집	함상용
발 행 처	다빈치엑스티
주　　소	서울특별시 은평구 증산동 223-28 DMC자이 2단지 상가 404호
	Tel. 02) 322-7687 Fax. 02) 376-1089
정　　가	35,000원
I S B N	979-11-965701-6-3 94510

- 저자 및 출판사의 허락없이 내용의 일부를 인용하거나 발췌하는 것을 금합니다.
- 저자와의 협의에 따라서 인지는 붙이지 않습니다.